G. Flatten A. Hofmann
P. Liebermann W. Wöller
T. Siol E. Petzold

Posttraumatische Belastungsstörung

Leitlinie und Quellentext

Leitlinien-Entwicklung der Fachvertreter
für Psychosomatische Medizin und Psychotherapie

in Abstimmung mit den AWMF-Fachgesellschaften
- Deutsche Gesellschaft
  für Psychotherapeutische Medizin (DGPM)
- Deutsche Gesellschaft
  für Psychoanalyse, Psychotherapie, Psychosomatik
  und Tiefenpsychologie (DGPT)
- Deutsches Kollegium
  für Psychosomatische Medizin (DKPM)
- Allgemeine Ärztliche Gesellschaft
  für Psychotherapie (AÄGP)

und mit der Deutschsprachigen Gesellschaft
für Psychotraumatologie (DeGPT)

Mit 2 Abbildungen und 14 Tabellen

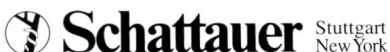 Schattauer Stuttgart
New York

Die Deutsche Bibliothek – CIP-Einheitsaufnahme
Ein Titeldatensatz für diese Publikation ist bei Der Deutschen Bibliothek erhältlich

Besonderer Hinweis: Die Medizin unterliegt einem fortwährenden Entwicklungsprozess, sodass alle Angaben, insbesondere zu diagnostischen und therapeutischen Verfahren, immer nur dem Wissensstand zum Zeitpunkt der Drucklegung des Buches entsprechen können. Hinsichtlich der angegebenen Empfehlungen zur Therapie und der Auswahl sowie Dosierung von Medikamenten wurde die größtmögliche Sorgfalt beachtet. Gleichwohl werden die Benutzer aufgefordert, die Beipackzettel und Fachinformationen der Hersteller zur Kontrolle heranzuziehen und im Zweifelsfall einen Spezialisten zu konsultieren. Fragliche Unstimmigkeiten sollten bitte im allgemeinen Interesse dem Verlag mitgeteilt werden. Der Benutzer selbst bleibt verantwortlich für jede diagnostische oder therapeutische Applikation, Medikation und Dosierung.

In diesem Buch sind eingetragene Warenzeichen (geschützte Warennamen) nicht besonders kenntlich gemacht. Es kann also aus dem Fehlen eines entsprechenden Hinweises nicht geschlossen werden, dass es sich um einen freien Warennamen handelt.

© 2001 by Schattauer GmbH, Stuttgart, Germany
E-Mail: info@schattauer.de
Internet: http://www.schattauer.de
Printed in Germany

Lektorat: Dr. Petra Mülker, Volker Drüke
Umschlagabbildung: Clara Leardini: „Il trionfo della morte"
Umschlaggestaltung: Bernd Burkart, Stuttgart
Satz, Druck und Einband: Gulde Druck GmbH, Tübingen
Gedruckt auf chlor- und säurefrei gebleichtem Papier.

ISBN 3-7945-2009-2

Reihenvorwort

Seit 1993 fordert die Arbeitsgemeinschaft der Wissenschaftlichen Medizinischen Fachgesellschaften (AWMF) ihre Mitgliedgesellschaften dazu auf, Leitlinien für ihr jeweiliges Fachgebiet zu entwickeln. Seitdem wurden mehrere Hundert solcher Leitlinien entworfen und im Internet auf der AWMF-Seite veröffentlicht (http://www.uni-duesseldorf.de/AWMF/ll/index.html). Ziel der Leitlinien ist es, die medizinische Versorgung zu optimieren: Der Patient soll diejenige Behandlung erhalten, die sich nach dem wissenschaftlich fundierten Kenntnisstand als die zweckmäßigste und aussichtsreichste erwiesen hat, und er soll von Maßnahmen verschont bleiben, die als unwirksam oder nachteilig erkannt wurden. Stand anfangs in Anlehnung an die evidenzbasierte Medizin die empirische Fundierung der Handlungsempfehlung bei der Erstellung der Leitlinien im Vordergrund, so werden heute neben den wissenschaftlichen Experten auch die praktizierenden Ärzte und die Patienten selbst einbezogen. Leitlinien sollen gleichermaßen das wissenschaftliche Fundament und Praxisrealität berücksichtigen.

Welche Bedeutung haben Leitlinien für die psychosomatische und psychotherapeutische Medizin? In diesen Fachbereichen geht es nicht allein um die Regeln des praktischen Handelns, sondern um ein vertieftes Verständnis von Störungen und ihrer Versorgung. Auf der Grundlage der Fachliteratur und unter besonderer Berücksichtung empirischer Arbeiten werden derzeit Synopsen des aktuellen Wissens erstellt, die in dieser Buchreihe veröffentlicht werden. Die hier deutlich werdenden Kenntnisse – aber auch die Wissenslücken – markieren zugleich die künftigen Forschungsziele. Da finanzielle Mittel nicht zur Verfügung stehen, sind wir wie so oft darauf angewiesen, dass erfahrene Kliniker und Praktiker, insbesondere wissenschaftlich engagierte Oberärztinnen und -ärzte die Aufgabe übernehmen, aus einigen hundert bis einigen tausend Forschungsarbeiten den aktuellen Stand des Wissens zu extrahieren. Die daraus entwickelten und formulierten Entwürfe werden in mehreren Konsenskonferenzen und Delphi-Verfahren diskutiert und sollen schließlich die Zustimmung all derer finden, die in der Sache kompetent sind. Daraus ergibt sich, dass die Leitlinienentwicklung notwendigerweise Prozesscharakter hat und niemals abgeschlossen ist.

Reihenvorwort

Von einer hochqualitativen Leitlinie ist zu erwarten, dass sie bei ihrer Anwendung in der Praxis die Versorgungsqualität verbessert. Sie soll dazu anregen, das eigene diagnostische und therapeutische Tun vor dem Hintergrund des gesicherten Wissens zu reflektieren und zu modifizieren. In diesem Sinne liefert sie einen wichtigen Beitrag zur Qualitätssicherung.

Heidelberg, im Frühjahr 2001   **G. Rudolf, W. Eich**

Vorwort

„Was haben Sie denn da gemacht?" wurde eine junge Frau gefragt, deren Gesicht durch schwerste Verbrennungen entstellt war. „Ich habe nichts gemacht. Das war Kensington", war ihre knappe Antwort.

Der Brand in den U-Bahn-Schächten von Kensington/London war eine der ersten großen Katastrophen in den achtziger Jahren, die zum Ausgangspunkt wissenschaftlicher Begleitforschung bei akut traumatisierten Patienten wurde. R. Rosser (London) begann mit den eingangs zitierten Sätzen ihren Bericht über diese Forschung in Marburg 1988. Vorausgegangen waren die Untersuchungen von A. Plöger (Aachen) über die Opfer eines Grubenunglücks bei Lengede und über die Geiselopfer der Flugzeugentführung von Mogadishu. Diesen wiederum ging eine Untersuchung von W. de Loos (Leiden, NL) über „Krieg, Gewalt und Verletzung" nach dem niederländisch-indonesischen Krieg voraus, über die er auf der 17. European Conference on Psychosomatic Research referierte, die in Marburg zum Thema „Ärzte im 21. Jahrhundert: Neue Paradigmen in der Spezialisierung der Gesundheitsförderung" unter der Leitung von W. Schüffel tagte.

„Wie können wir nach einer Katastrophe den betroffenen Menschen (Opfern und Tätern) helfen weiterzuleben?" Diese Frage stellte sich – ebenfalls aufgrund einer Initiative von W. Schüffel – eine Kasseler-Marburger Arbeitsgruppe unmittelbar nach dem schweren Bergbauunglück von Borken (1.6.1988) und entwarf ein Selbsthilfeprogramm, das unter der Supervision von Frau Koptagel (Istanbul) stand und über das in den folgenden Jahren regelmäßig berichtet wurde. Im selben Zeitraum kollidierten bei einer Flugschau in Ramstein/Pfalz zwei Flugzeuge und stürzten in die Zuschauermenge. Um die Opfer kümmerte sich eine spontan gebildete Arbeitsgruppe um den Kaiserslauterner Arzt H. Jatzko. Beide Katastrophen zeigten erhebliche Versorgungsmängel vor allem im psychosozialen Bereich und mangelnde psychosomatische Kompetenz in der Erstversorgungslinie auf.

Nach dem Klinikumsbrand 1995 in Aachen fragte mich der leitende Oberarzt F. Kröger, warum bei dieser Katastrophe niemand zu Schaden gekommen war, obwohl der Brand doch immense Ausmaße angenommen hatte. Das Ergebnis dieser Recherchen zu der gelungenen frühzeitigen Vorbeugung einer Posttraumatischen Stresserkrankung zeigte viele Aspekte auf und hat die Forschung zur Selbstorganisation, zur Salutogenese und zur Frühintervention wesentlich angeregt.

Mitte der neunziger Jahre erstaunte das fast völlige Fehlen einer wissenschaftlichen Durchdringung der Katastrophen unserer Tage trotz der oben genannten Vorarbeiten. Es fehlten die präventiven Ansätze. Es fehlten Evidence-based-Studien. Die Grundlagen zu einer Evidence-based medicine wurden in dieser Zeit erstmals konzipiert (Sackett et al. 1996). Uns fehlte ein Überblick über das ganze noch recht im Dunkeln liegende Feld der Posttraumatischen Belastungsstörung (PTSD).

Vor diesem Hintergrund richteten wir, W. de Loos, W. Schüffel und E.R. Petzold, zusammen mit S. Turner (London), dem damaligen Präsidenten des Board der European Society for Traumatic Stress Studies (ESTSS), einen gemeinsamen europäischen Kongress der Zwillingsuniversitäten Maastricht und Aachen zum Thema „Traumatic Stress, Health and Narrative Communities – eine transgenerationale Perspektive" aus (5. ESTSS in Maastricht 29.6.-3.7.1997). Das Echo war groß.

Die europäische Diskussion dieses so schwierigen Themas beschleunigte die Entwicklung in Deutschland. Jetzt ging es darum, im Auftrag der *A*rbeitsgemeinschaft der *W*issenschaftlichen *M*edizinischen *F*achgesellschaften (AWMF) wissenschaftlich fundierte Leitlinien für die Diagnostik und Therapie bestimmter ausgewählter Krankheitsbilder zu erstellen. Aufgrund der schon erwähnten Vorerfahrungen wurde die PTSD in die erste Reihe der Krankheitsbilder aufgenommen, für die eine Leitlinie zum frühestmöglichen Zeitpunkt erstellt werden sollte. Eine überregionale Arbeitsgruppe wurde mit dem Ziel gegründet, eine einfache, klinisch anwendbare sowie wissenschaftlich durch Expertenbefragung und Konsensus-Konferenzen gesicherte Leitlinie zur PTSD zu entwickeln. Die Mitglieder dieser Arbeitsgruppe, G. Flatten, Schriftführer (Aachen), A. Hofmann und T. Siol (Köln), P. Liebermann (Remscheid) und W. Wöller (Düsseldorf), arbeiten allesamt als Fachärzte und Pioniere auf diesem Gebiet in unterschiedlichen Kliniken und Institutionen (Psychosomatik, Psychiatrie und Psychotherapeutische Medizin). Der kurzgefasste Arbeitsauftrag der Arbeitsgruppe lautete:

„Erkennen, was dringend notwendig und was bleibend wichtig ist, und beides voneinander unterscheiden."

Dieser Grundsatz mag auch den entscheidenden Unterschied zwischen einer ärztlichen und einer wissenschaftlichen Haltung wiederspiegeln. Das entsprach den Grundannahmen der anthropologischen Medizin Heidelberger Provenienz (Hahn 1988; Christian 1989; Petzold 1990).

Bei der Entwicklung von Leitlinien für bestimmte Krankheitsbilder oder Therapien sollen die ärztliche und die wissenschaftliche Haltung gleichermaßen berücksichtigt werden: die unmittelbare Umsetzbarkeit im praktischen Tun sowie die wissenschaftliche Durchdringung – beispielsweise durch eine Evidence-based medicine, also eine durch wissenschaftliche Studien abgesicherte Vorgehensweise.

Die erstgenannte Haltung kann dabei eher als aktiv bezeichnet werden, die letztere eher als reflektiv. Erst die Verbindung von beiden bestimmt den Wert einer Leitlinie und den Nutzen für uns alle.

Diese Annahme bildete auch den gedanklichen Hintergrund derer, die sich damals mit der Thematik der Leitlinien in der Medizin befassten. 1997 schrieb K. H. Vosteen (Hamburg) zu den Leitlinien ärztlichen Handelns:

„Die Entwicklung von unverbindlichen, hochkompetenten ‚Leitlinien' durch die wissenschaftlichen Fachgesellschaften (AWMF) sollte der Überregulierung entgegenwirken. Leitlinien der Fachgesellschaften sind Handlungsempfehlungen und damit Hilfen für den sorgfältigen Arzt für bestimmte Situationen. Sie beschreiben nicht das ‚Wie', sondern das ‚Was' seines Handelns. Sie unterscheiden sich grundsätzlich von den Maßnahmen der Qualitätssicherung, den Standards und den Richtlinien. Leitlinien sollen zwar grundsätzlich befolgt werden, ein Abweichen im Einzelfall ist aber möglich, wenn es die Umstände ratsam erscheinen lassen. Die Leitlinien geben den Stand des zum Zeitpunkt ihrer Veröffentlichung gültigen ärztlichen Wissens wider. Sie bedürfen also der ständigen Anpassung an den medizinischen Fortschritt, d. h. sie benötigen ständige Pflege".

Nach über einjähriger intensiver Arbeit im Auftrag der AWMF legte die oben erwähnte Arbeitsgruppe eine klar gegliederte Fassung der Quellentexte vor. Dies war die geforderte Voraussetzung zur Erstellung einer Leitlinie. Die Quellentexte wurden in einer „Konsensus-Konferenz" vorgelegt, die im November 1998 unter meiner Moderation in dem idyllischen Schwarzwalddort Gengenbach stattfand, also fernab von der Unruhe und Hektik eines Universitätsbetriebes. Die dort vorgetragene Kritik wurde konstruktiv diskutiert und in einen Entwurf eingearbeitet, der in der „Delphi-Konferenz" einem größeren Expertenkreis zur Begutachtung vorgelegt wurde. Hierbei wurde gemäß den Auflagen der AWMF diskutiert, was bei den Leitlinien notwendig, was überflüssig und was obsolet ist und welche Behandlung ambulant erfolgen kann bzw. was stationär behandelt werden muss.

Das Ergebnis wurde von den Vorständen der beteiligten Fachgesellschaften (DGPM, DGPT, DKPM, AÄGP und DeGPT) bestätigt. Im Frühjahr 1999 wurde die erste Leitlinie zur Diagnostik und Therapie der Posttraumatischen Belastungsstörung im Internet veröffentlicht (http://www.uni-duesseldorf.de/AWMF/ll/psytm010.htm).

Wir freuen uns, dass wir zwischenzeitlich Herrn W. Bertram als Geschäftsführer des Schattauer-Verlags von der Relevanz und Brisanz dieser Quellentexte überzeugen konnten. Frau P. Mülker möchten wir für die reibungslose Projektkoordination und Herrn V. Drüke für die fachkundige und sorgfältige Bearbeitung der Manuskripte danken. All dies sind gute Voraussetzungen dafür, dass nun die Quellentexte einer breiteren, wissenschaftlich interessierten Öffentlichkeit zugänglich gemacht werden können. Ein „Plädoyer für die neuen Paradigmen in der Medizin" kann nicht besser fundiert werden.

Tragfähig wird diese Sichtweise jedoch erst, wenn viele sie sich zu eigen machen und sich eine genügend große und kritische Anzahl Betroffener mit der Umsetzung dieser Paradigmen befasst. Das vorliegende Buch kann meiner Einschätzung nach erst der Anfang dieses Bauabschnittes sein. Noch viele Veränderungen werden notwendig sein, viele Experimente, viele neue Lösungsversuche – medicina semper reformanda est!

Aachen, im Frühjahr 2001 **E. R. Petzold**

Danksagung

Für die Beratung und Mitarbeit bei der Erstellung der Leitlinie bedanken wir uns bei den Teilnehmern der Experten-Konsensuskonferenz in Gengenbach am 14.11.1998:

Prof. Dr. Freyberger sen., Hannover
Dr. Frommberger, Freiburg
Frau Dr. Gast, Hannover
Dr. Haenel, Berlin
Prof. Dr. Köhle, Köln
Frau Dipl.-Psych. Krüsmann, München

Prof. Dr. Lamprecht, Hannover
Priv.-Doz. Dr. Dr. Maercker, Dresden
Prof. Dr. Schüffel, Marburg
Dr. Spitzer, Stralsund
Frau Dr. Reddemann, Bielefeld
Frau Dr. Rossner, München

Für die schriftliche Überarbeitung der Leitlinie im Delphi-Verfahren im Mai 1999 danken wir:

Dipl.-Psych. Damman, Basel
Prof. Dr. Egle, Mainz
Frau Prof. Dr. Fikentscher, Halle
Prof. Dr. Freyberger sen., Hannover
Prof. Dr. Freyberger jun., Stralsund
Prof. Dr. Heuft, Münster
Dr. Hirsch, Düsseldorf
Prof. Dr. Küchenhoff, Basel
Prof. Dr. Priebe, London
Frau Dr. Reddemann, Bielefeld

Prof. Dr. Sachsse, Göttingen
Priv.-Doz. Dr. Schnyder, Zürich
Prof. Dr. Senf, Essen
Dr. Spitzer, Greifswald
Frau Dr. Steil, Jena
Prof. Dr. Stoffels, Berlin
Frau Dr. Streeck-Fischer, Rosdorf
Frau Dr. Teegen, Hamburg
Prof. Dr. Tress, Düsseldorf

Anschriften der Fachgesellschaften

Deutsche Gesellschaft für Psychotherapeutische Medizin e.V. (DGPM)

Geschäftsstelle:
Rechtsanwalt Holger Schildt
Johannisbollwerk 20 III
20459 Hamburg
E-Mail: pm@dgpm.de
Internet: www.DGPM.de

Deutsche Gesellschaft für Psychoanalyse, Psychotherapie, Psychosomatik und Tiefenpsychologie e.V. (DGPT)

Geschäftsstelle:
Johannisbollwerk 20
20459 Hamburg
E-Mail: psa@dgpt.de
Internet: www.DGPT.de

Deutsches Kollegium für Psychosomatische Medizin e.V. (DKPM)

Geschäftsstelle:
Priv.-Doz. Dr. C. E. Scheidt
Universitätsklinik Freiburg
Abt. für Psychosomatik und
Psychotherapeutische Medizin
Hauptstr. 8
79104 Freiburg
E-Mail: ces@pssl.ukl.uni-freiburg.de
Internet: www.DKPM.de

Allgemeine Ärztliche Gesellschaft für Psychotherapie e.V. (AÄGP)

Geschäftsstelle:
Monika Pult
Postfach 22 12 80
41435 Neuss
E-Mail: hpult@t-online.de
Internet: www.aaegp.de

Deutschsprachige Gesellschaft für Psychotraumatologie e.V. (DeGPT)

Geschäftsstelle:
Priv.-Doz. Dr. Dr. Andreas Maercker
Technische Universität Dresden
Klinische Psychologie u.
Psychotherapie
01062 Dresden
E-Mail: maercker@tudurz.urz.tu-dresden.de
Internet: www.DeGPT.de

Anschriften der Reihenherausgeber und Autoren

Reihenherausgeber

Prof. Dr. med. Gerd Rudolf
Facharzt für Psychiatrie und
Neurologie
Facharzt für Psychotherapeutische
Medizin, Psychoanalyse
Ärztlicher Direktor
der Psychosomatischen Klinik

Universitätsklinikum Heidelberg
Thibautstr. 2
69115 Heidelberg

Prof. Dr. med. Wolfgang Eich
Facharzt für Innere Medizin
Facharzt für Psychotherapeutische
Medizin, Psychoanalyse
Leiter der Sektion Klinische
Psychosomatik

Medizinische Universitätsklinik
Heidelberg
Abteilung Innere Medizin II
Bergheimer Str. 58
69115 Heidelberg

Autoren

Dr. med. Guido Flatten
Facharzt für Psychotherapeutische
Medizin
Facharzt für Allgemeinmedizin und
Psychotherapie
Oberarzt der Klinik für
Psychosomatik und
Psychotherapeutische Medizin
Leiter der Traumaambulanz

Universitätsklinikum der RWTH
Aachen
Pauwelsstr. 30
52074 Aachen

Dr. med. Arne Hofmann
Facharzt für Psychotherapeutische
Medizin
Facharzt für Innere Medizin
Leiter des EMDR-Institutes
Deutschland

Junkersgut 5a
51427 Bergisch-Gladbach

Priv.-Doz. Dr. med. Wolfgang Wöller
Facharzt für Neurologie und
Psychiatrie
Facharzt für Psychotherapeutische
Medizin, Psychoanalyse
Ärztlicher Direktor der Klinik
Wersbach

Fachklinik für Psychotherapeutische
Medizin
Wersbach 20
42799 Leichlingen-Witzhelden

Dr. med. Torsten Siol
Facharzt für Psychotherapeutische
Medizin, Psychoanalyse
Facharzt für Psychiatrie und
Psychotherapie

Institut und Poliklinik für
Psychosomatik und Psychotherapie
der Universität zu Köln
Joseph-Stelzmann-Str. 9
50924 Köln

Peter Liebermann
Facharzt für Psychiatrie und
Psychotherapie
Oberarzt Abteilung Allgemeine
Psychiatrie und Psychotraumatologie

Stiftung Tannenhof
Remscheider Str. 76
42899 Remscheid

Prof. Dr. med. Ernst R. Petzold
Facharzt für Psychotherapeutische
Medizin
Facharzt für Innere Medizin
Direktor der Klinik für
Psychosomatik und
Psychotherapeutische Medizin

Universitätsklinikum der RWTH
Aachen
Pauwelsstr. 30
52074 Aachen

Prof. Dr. med. Niels Galley
Universität Köln
Institut für Klinische Psychologie
und Psychotherapie
Zülpicherstr. 45
50923 Köln

Inhaltsverzeichnis

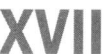

Leitlinie Posttraumatische Belastungsstörung

Leitlinie Posttraumatische Belastungsstörung

in Abstimmung mit den AWMF-Fachgesellschaften
- Deutsche Gesellschaft für Psychotherapeutische Medizin (DGPM)
- Deutsche Gesellschaft für Psychoanalyse, Psychotherapie, Psychosomatik und Tiefenpsychologie (DGPT)
- Deutsches Kollegium für Psychosomatische Medizin (DKPM)
- Allgemeine Ärztliche Gesellschaft für Psychotherapie (AÄGP)

und mit der Deutschsprachigen Gesellschaft für Psychotraumatologie (DeGPT)

Synonyme

PTBS (Posttraumatische Belastungsstörung)
PTSD (Post Traumatic Stress Disorder)

Definition

Die Posttraumatische Belastungsstörung ist eine mögliche Folgereaktion eines oder mehrerer traumatischer Ereignisse (wie z.B. Erleben von körperlicher und sexualisierter Gewalt, auch in der Kindheit [sog. sexueller Missbrauch], Vergewaltigung, gewalttätige Angriffe auf die eigene Person, Entführung, Geiselnahme, Terroranschlag, Krieg, Kriegsgefangenschaft, politische Haft, Folterung, Gefangenschaft in einem Konzentrationslager, Natur- oder durch Menschen verursachte Katastrophen, Unfälle oder die Diagnose einer lebensbedrohlichen Krankheit), die an der eigenen Person, aber auch an fremden Personen erlebt werden können. In vielen Fällen kommt es zum Gefühl von Hilflosigkeit und durch das traumatische Erleben zu einer Erschütterung des Selbst- und Weltverständnisses.

Das syndromale Störungsbild ist geprägt durch
- sich aufdrängende, belastende Gedanken und Erinnnerungen an das Trauma (*Intrusionen*) oder Erinnerungslücken (*Bilder, Alpträume, Flashbacks, partielle Amnesie*),
- Übererregungssymptome (*Schlafstörungen, Schreckhaftigkeit, vermehrte Reizbarkeit, Affektintoleranz, Konzentrationsstörungen*),
- Vermeidungsverhalten (*Vermeidung traumaassoziierter Stimuli*),
- emotionale Taubheit (*allgemeiner Rückzug, Interesseverlust, innere Teilnahmslosigkeit*),
- im Kindesalter teilweise veränderte Symptomausprägungen (*z. B. wiederholtes Durchspielen des traumatischen Erlebens*).

Die Symptomatik kann unmittelbar oder auch mit (z. T. mehrjähriger) Verzögerung nach dem traumatischen Geschehen auftreten (late-onset PTSD).

Epidemiologie

Die Häufigkeit von PTSD ist abhängig von der Art des Traumas:
- ca. 50 % Prävalenz nach Vergewaltigung
- ca. 25 % Prävalenz nach anderen Gewaltverbrechen
- ca. 20 % bei Kriegsopfern und 15 % bei Verkehrsunfallopfern

Die Lebenszeitprävalenz für PTSD in der Allgemeinbevölkerung liegt zwischen 1 % und 7 %. Die Prävalenz subsyndromaler Störungsbilder ist wesentlich höher. Es besteht eine hohe Chronifizierungsneigung.

Diagnostik

- Diagnostik nach klinischen Kriterien (s. o.)
- Berücksichtigung traumatischer Auslöser bei der Beschwerdeentwicklung
- Abgrenzung gegenüber akuten Belastungsreaktionen, Anpassungsstörungen und relevanten psychischen Vorerkrankungen
- Berücksichtigung traumaassoziierter und komorbider Störungen (*Angststörungen, Depression, somatoforme Störungen, dissoziative Störungen, Suchterkrankungen, Substanzmissbrauch, Organerkrankungen*)
- Diagnosesicherung am besten durch PTSD-spezifisches Interview/ergänzende psychometrische Diagnostik (*Cave: Verstärkung der Symptomatik durch unangemessene Exploration*)
- Berücksichtigung subsyndromaler Störungsbilder mit klinischer Relevanz (*z. B. Intrusionen u. Übererregungssymptome ohne Vermeidungsverhalten*)

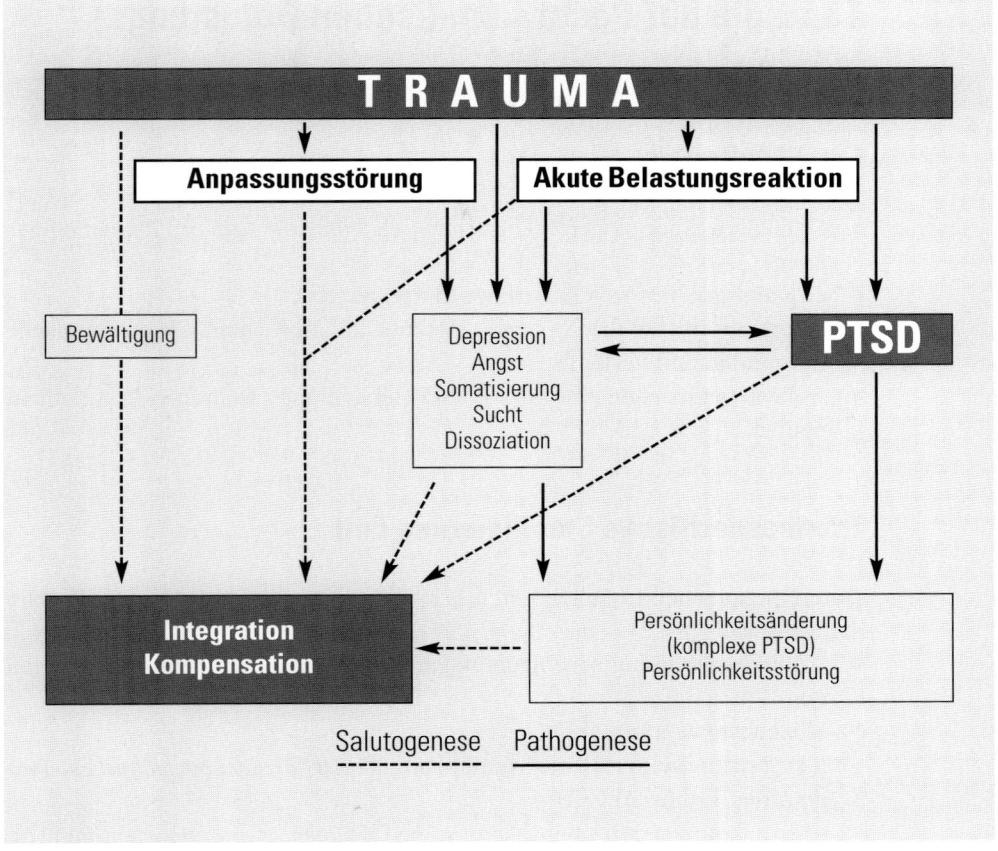

Übersicht über traumareaktive Entwicklungen **Abb. 1**

Cave: Übersehen einer PTSD

- bei lange zurückliegender Traumatisierung (*z. B. sexualisierter Gewalt bei Kindern*)
- bei klinisch auffälliger Komorbidität (*Depression, Angst, Somatisierung, Sucht, Dissoziation*)
- bei unklaren, therapieresistenten Schmerzsyndromen (*z. B. anhaltende somatoforme Schmerzstörung*)
- bei Persönlichkeitsstörung (*traumareaktives Misstrauen kann Diagnostik erschweren*)

Therapie der Posttraumatischen Belastungs-störung

Erste Maßnahmen

- Herstellen einer sicheren Umgebung (*Schutz vor weiterer Traumaeinwirkung*)
- Organisation des psychosozialen Helfersystems
- Informationsvermittlung und Psychoedukation bzgl. traumatypischer Symptome und Verläufe
- frühes Hinzuziehen eines mit PTSD-Behandlung erfahrenen Psychotherapeuten

Traumaspezifische Stabilisierung E:III

Durch entsprechend qualifizierten ärztlichen oder psychologischen Psychotherapeuten
- Anbindung zur engmaschigen diagnostischen und therapeutischen Betreuung
- Krisenintervention
- ressourcenorientierte Interventionen (*z. B. Distanzierungstechniken, Imaginative Verfahren*) E:III
- pharmakotherapeutische Abschirmung (*adjuvant, symptomorientiert*) E:I

Cave: besondere Suchtgefährdung bei PTSD (besonders Benzodiazepine)!

Traumabearbeitung

Die Therapie der Wahl bei der PTSD ist die Rekonfrontation mit dem auslösenden Trauma mit dem Ziel der Durcharbeitung und Integration unter geschützten therapeutischen Bedingungen.

- nur durch entsprechend qualifizierten Psychotherapeuten
- **Voraussetzung:** ausreichende Stabilisierung, keine weitere Traumaeinwirkung, kein Täterkontakt

- **Traumaadaptierte Verfahren im Rahmen eines Gesamtbehandlungs-planes:** Kognitiv-behaviorale Therapie E:I; Psychodynamische Therapie E:I; EMDR E:I
- Einbeziehung adjuvanter Verfahren (*z. B. stabilisierende Körpertherapie, künstlerische Therapie*) E:III
- **Setting:** in Abhängigkeit von Schwere der Störung und Stabilisierungsbedarf
- ambulant (*Schwerpunktpraxen, Ambulanzen*)
- stationär (*Schwerpunktstation, Tagesklinik*)

Cave: zu früher oder alleiniger Einsatz konfrontierender traumatherapeutischer Verfahren!

Kontraindikation für traumabearbeitende Verfahren **Tab. 1**

Relative Kontraindikation	Absolute Kontraindikation
- instabile psychosoziale und körperliche Situation	- psychotisches Erleben
- mangelnde Affekttoleranz (*ohne ausreichende Stabilisierung*)	- akute Suizidalität
- anhaltende schwere Dissoziationsneigung	- anhaltender Täterkontakt
- unkontrolliert autoagressives Verhalten	
- mangelnde Distanzierungsfähigkeit zum traumatischen Ereignis	

Psychosoziale Reintegration

- soziale Unterstützung
- Einbeziehung von Angehörigen
- berufliche Rehabilitation
- Opferentschädigungsgesetz

Obsolet:
- Anwendung nicht traumaadaptierter psychodynamischer oder behavioraler Techniken E:III (z. B. unmodifiziertes psychoanalytisches Verfahren, unkontrollierbare Reizüberflutung, unkontrollierte regressionsfördernde Therapien)
- alleinige Pharmakotherapie E:II-3
- alleinige, unvorbereitete Traumakonfrontation ohne Einbettung in einen Gesamtbehandlungsplan

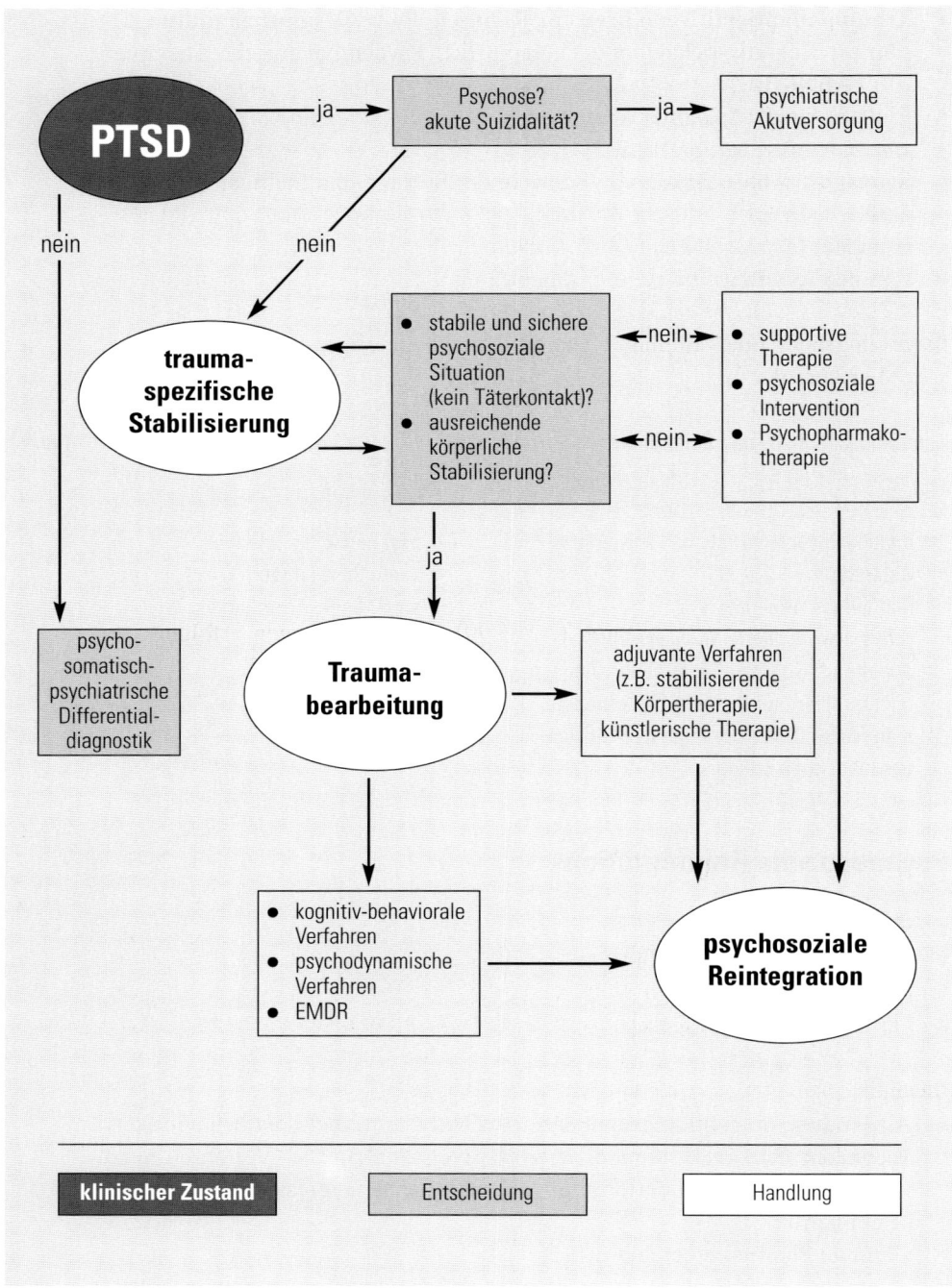

Abb. 2   Übersicht über therapeutische Strategien bei PTSD

Verfahren zur Konsensbildung

Die **Evidenzbewertung E:I-III** für die Qualitätsbeurteilung therapeutischer Verfahren folgt Rudolf und Eich (1999):

- E:I bedeutet Evidenz aufgrund mindestens einer adäquat randomisierten kontrollierten Studie.
- E:II-1 bedeutet Evidenz aufgrund einer kontrollierten, nicht randomisierten Studie mit adäquatem Design.
- E:II-2 bedeutet Evidenz aufgrund von Kohortenstudien oder Fall-Kontrollstudie mit adäquatem Design, nach Möglichkeit von mehreren Forschungszentren oder Forschungsgruppen durchgeführt.
- E:II-3 bedeutet Evidenz aufgrund von Vergleichsstudien, die Populationen in verschiedenen Zeitabschnitten oder an verschiedenen Orten mit oder ohne Interventionen vergleichen.
- E:III bedeutet Meinungen von respektierten Experten gemäß klinischer Erfahrung, beschreibender Studien oder Berichten von Expertengremien.

Die Leitlinie entspricht der „*best evidence*" nach Literaturauswertung, Erarbeitung von Quellentexten, Experten-Konsensuskonferenz (Nov. 98), Expertenkontrolle im Delphi-Verfahren (April 99). Aktualisierungen erfolgen im 2-Jahresrhythmus.

Verantwortliche Autoren:
G. Flatten, Aachen (Schriftführer); A. Hofmann, Köln; P. Liebermann, Remscheid; T. Siol, Köln; W. Wöller, Düsseldorf; E. Petzold, Aachen (Moderation)

Rückmeldungen an die Autoren über e-mail:
gflatten@post.klinikum.rwth-aachen.de

Die „Leitlinien" der Wissenschaftlichen Medizinischen Fachgesellschaften sind Empfehlungen für ärztliches Handeln in charakteristischen Situationen. Sie berücksichtigen ausschließlich ärztlich-wissenschaftliche und keine wirtschaftlichen Aspekte. Die „Leitlinien" sind für Ärzte unverbindlich und haben weder haftungsbegründende noch haftungsbefreiende Wirkung.

Quellentext zur Leitlinie Posttraumatische Belastungsstörung

1 Einleitung

P. Liebermann, W. Wöller, T. Siol

1.1 Historische Entwicklung

Mit dem Erscheinen der dritten Ausgabe des Diagnostischen und Statistischen Manuals Psychischer Störungen (DSM-III; American Psychiatric Association [APA] 1980) wurde die Diagnose Posttraumatische Belastungsstörung eingeführt. Damit wurde auf die Symptome der aus dem Vietnamkrieg heimgekehrten Veteranen reagiert, die über Albträume, Flashbacks und Übererregbarkeit klagten. Deren Symptomatik ließ sich in die existierenden Kategorien schwer einordnen.

Die Vorstellung, dass traumatische Erfahrungen psychische Folgeerscheinungen nach sich ziehen, entwickelte sich im späten 19. Jahrhundert. Doch werden bereits in früheren Berichten oder Erzählungen Reaktionen nach bedrohlichen Ereignissen beschrieben, die wir heute der Posttraumatischen Belastungsstörung zuordnen würden. Nach dem Großbrand in London 1666 berichtet Samuel Pepys (1980) in seinen Tagebuchaufzeichnungen über das Auftreten wirrer Träume, Einschlafstörungen, Furcht nach Meldungen über Brände in anderen Gegenden. 200 Jahre später wurden von Erichsen (1866) in England die psychischen Folgen von Eisenbahnunfällen beschrieben. Die mit dem „Railway Spine Syndrom" verbundenen Symptome wie Angst, Gedächtnis- und Konzentrationsstörungen, Schlafstörungen, belastende Träume, Irritierbarkeit und eine Vielzahl somatischer Erscheinungen erklärte er als Folge einer Rückenmarksschädigung durch die unfallbedingte Erschütterung. Im Gegensatz dazu sah Page (1885) beim „Railway Spine" keine organische

Ursache und kennzeichnete die Symptome als „traumatische Hysterie". Hawthorne (1863) und Da Costa (1871) beschrieben psychovegetative Veränderungen bei Soldaten des amerikanischen Bürgerkriegs. Da Costa zufolge war das „irritable heart" ein Ergebnis von Überanstrengung durch die belastenden Bedingungen wie Fieber und Diarrhö, denen die Soldaten unterlagen.

Hermann Oppenheim (1889) benutzte als erster den Begriff „traumatische Neurose". Er beschrieb Desorientiertheit, Aphasie, Unfähigkeit zu stehen sowie Schlafstörungen nach Eisenbahn- und Arbeitsunfällen. Ähnlich wie Erichsen postulierte er, dass die „traumatische Neurose" Folge einer Erschütterung sei, die zu nicht sichtbaren mikroskopischen Veränderungen im Bereich des Großhirns führte. Die Hauptrolle bei der Entstehung spiele der Schreck, die Gemütsbewegung. Sein Konzept stieß auf massive Ablehnung, da er die Entschädigungspflicht anerkannte. Seine Gegner ordneten die Krankheitssymptome einem pathologischen Rentenbegehren zu.

In Frankreich hatten Charcot (1887) und Janet (1889) auf die Bedeutung der Traumata für hysterische Symptome ihrer Patienten hingewiesen. Letzterer studierte intensiv das Phänomen der Dissoziation für die Bewältigung traumatischer Erfahrungen. Jedoch gerieten seine auch heute noch aktuellen Gedanken jahrzehntelang in Vergessenheit. Im deutschsprachigen Raum war es Freud (Breuer u. Freud 1896, 1971), der die Vielfalt hysterischer Symptome mit sexueller „Verführung" verband. Der Stellenwert der Erinnerung sexuellen Missbrauchs in der Kindheit wurde von ihm 1897 infrage gestellt, was in Teilen der psychoanalytischen Bewegung zu einer Unterbewertung der traumatischen Erfahrung führte.

Auf die Belastungen durch die Kampfhandlungen im Ersten Weltkrieg reagierten die Soldaten mit vielfältigen Symptomen. Die „Kriegszitterer" wurden seitens der Psychiatrie nicht ernst genommen. Man verkannte sie als Simulanten und Drückeberger. Nach Ende des Kriegs wurden sie als Rentenneurotiker abqualifiziert. 1941 erschien Abram Kardiners Werk „The Traumatic Neuroses of War". In diesem beschrieb er seine Beobachtungen über Soldaten aus dem Ersten Weltkrieg. Er beobachtete Amnesien für das Trauma, während sich die Soldaten verhielten, als seien sie noch im Geschehen. Die traumatische Situation ist immer gegenwärtig und unverändert, die Reizschwelle ist vermindert, es zeigen sich vermehrt Schreckreaktionen und ein vermindertes Interesse an der Welt. Der Kern der Neurose ist eine Physioneurose.

Trotz der vielfältigen Erfahrungen mit den Folgen von Krieg und Zerstörung in den beiden Weltkriegen sowie den Auswirkungen nationalsozialistischen Terrors dauerte es bis in die sechziger Jahre, bis in Deutschland das Konzept der konstitutionellen Schwäche als angebliche Ursache für psychisches Leid nach Extrembelastung seine Bedeutung verlor. In einer Vielzahl von Untersuchungen (Baeyer et al. 1964; Krystal 1968; Keilson 1979; Niederland 1980) wurde die besondere Situation der Opfer nationalsozialistischer Verfolgung dargelegt. Es fanden sich Erschöpfungsbilder mit einem schweren Mangel an Vitalität, chronische Depressivität und Lustlosigkeit, Persönlichkeitsstile mit emotionaler Isolierung, somatoforme Störungen, Störungen mit Beziehungs- und Arbeitsproblemen und Abhängigkeitsphänomene (s. Kap. 2.7). Nachdem im DSM-I (APA 1952) die Diagnose schwere Belastungsreaktion eingeführt wurde, die die Reaktionen auf Kriegserfahrung und zivile Katastrophen berücksichtigte, verschwand sie mit dem DSM-II (APA 1962). Statt ihrer fand sich die Anpassungsreaktion im Erwachsenenalter. Als einzige Beispiele wurden unerwartete Schwangerschaft, Angst in Kampfhandlungen und das Erwarten der Todesstrafe aufgeführt.

1.2 Aktuelle Definition der Posttraumatischen Belastungsstörung

Die Aufnahme der Posttraumatischen Belastungsstörung in das DSM-III hat ihre Wurzeln in gesellschaftlichen Veränderungen in den USA. Zum einen ist es der Versuch gewesen, den psychischen Veränderungen der Vietnamveteranen eine eigenständige Kategorie zuzuweisen, zum anderen ist es die Reaktion auf die Folgen sexualisierter Gewalterfahrung von Mädchen und Frauen, die durch die Frauenbewegung zunehmend thematisiert wurde. Der Kern der Diagnose verlangt das Vorhandensein eines traumatisierenden Geschehens, eine subjektive Reaktion auf das Ereignis und das Ausbilden der drei Symptomcluster Wiedererleben, Vermeidungsverhalten/emotionales Betäubtsein und Übererregbarkeit.
Die Zuordnung einzelner Symptome zu den jeweiligen Clustern hat sich im Laufe der Jahre verändert. So findet sich z. B. in der ICD-10 keine Erwähnung der Amnesie, in den Forschungskriterien der ICD-10 wird sie unter den Übererregungssymptomen erwähnt, dagegen im DSM-IV als Vermeidungssymptom (zu den Veränderungen vgl. Kap. 1.4).

1.3 Problematik der Definition

Die Posttraumatische Belastungsstörung ist eine der wenigen Kategorien im DSM-IV, die eine klar definierte ätiologische Voraussetzung enthalten, nämlich das Vorhandensein eines traumatischen Ereignisses. Allerdings wurde im

Vergleich zum DSM-III-R wie auch zur ICD-10 auf das Aufführen traumatischer Ereignisse in der Definition verzichtet, lediglich in den einführenden Hinweisen findet sich eine Liste möglicher Traumata, darunter als neues Kriterium die Diagnose einer lebensbedrohlichen Krankheit. Mindestens muss das traumatische Ereignis eine Gefahr der körperlichen Unversehrtheit für sich oder andere darstellen. Dadurch findet gegenüber dem DSM-III-R, in dem von einem außerhalb der menschlichen Erfahrung liegenden Ereignis gesprochen wird, und der ICD-10 (außergewöhnliche Bedrohung oder katastrophenartiges Ausmaß) eine deutliche Minimierung der Besonderheit des traumatischen Geschehens statt. Hierin drückt sich die zunehmend ubiquitäre Anwendung des Traumabegriffs aus. Diese Entwicklung gründet sich im Auffinden phänomenologisch gleichartiger Symptome und neurophysiologisch ähnlicher Reaktionsmuster. Die Unterscheidung zwischen menschlich verursachten Traumata, wie z.B. Vergewaltigung, Folter, sexuelle und körperliche Misshandlung in der Kindheit, und Katastrophen und Unfalltraumata wird in ihrem Bedeutungsgehalt nicht berücksichtigt. Die Problematik einer solchen Definition ist offensichtlich. Es findet eine Abstraktion vom Tatgeschehen statt, gesellschaftliche Phänomene werden völlig ausgeblendet. Das Konstrukt PTSD erfasst das Opfer nur noch als pathologische Entität, damit produziert es eine Individualisierung des Opfers, wogegen beispielsweise die Anwendung gesellschaftlich sanktionierter Gewalt konstitutiv für das Entstehen der Symptomatik ist. Hier sei auf Keilson hingewiesen, der im Rahmen seiner Nachuntersuchung jüdischer Kriegswaisen in den Niederlanden den Begriff der „sequentiellen Traumatisierung" entwickelt. Er unterscheidet drei traumatische Sequenzen: der beginnende Terror, die direkte Verfolgung, die Nachkriegsperiode. Sein wesentliches Ergebnis ist, dass der Prozess der Traumatisierung über den Zeitpunkt der Verfolgung fortdauert (Keilson 1979).

Der besonderen Bedeutung multipler Traumata trug Terr (1989) mit ihrer Unterscheidung zwischen kurz dauernden, einmaligen Traumata (Typ-I) und lang andauernden, mehrfachen Traumata (Typ-II) Rechnung. Dies fand innerhalb der existierenden Klassifikationsschemata ebensowenig seinen Niederschlag wie alle anderen Ansätze, die die PTSD als nicht genügend differenziert und nicht umfassend kritisierten (s. Kap. 2).

Der Traumabegriff definiert Trauma als individuelle Reaktion auf das schädigende Ereignis, sofern ein Mindestausmaß an Symptomatik vorliegt. Unterhalb des Schwellenwertes existieren aber klinisch relevante Bilder, die als subsyndromale PTSD oder partielle PTSD (Kulka et al. 1990; Stein et al. 1997; Schützwohl u. Maercker 1999) fassbar sind. Allerdings war es bisher nicht möglich, sich auf eine einheitliche Definition zu einigen.

Die Diskussion über die Definition ist weiterhin im Fluss, sie kreist um den Stellenwert der Symptomgruppen Intrusionen, Hyperarousal, Vermeidung und Numbing, wobei die Intrusionen als Leitsymptome die größte Bedeutung besitzen. In einer Studie über die Folgen eines Erdbebens in Kalifornien fanden die Autoren heraus (Mc Millen et al. 2000), dass lediglich 13 % der Untersuchungsgruppe ein Vollbild PTSD aufwiesen, jedoch 48 % Wiedererlebens- und Hyperarousalsymptome hatten. Problematisch erscheint die bisherige gemeinsame Gruppenbildung der C-Symptomatik im DSM-IV. Inwieweit emotionales Betäubtsein als passives Erleben und Vermeidungsverhalten als aktive Bewältigungsform eines traumatischen Geschehens zusammengehören, ist diskussionswürdig. Asmundson et al. (2000) fanden, dass ein 4-Faktorenmodell, die beste Prädiktionskraft besitzt. Zu hinterfragen wäre aber auch die Zuordnung zu den Angststörungen, wie sie sich im DSM-IV darstellt, denn im Gegensatz zu den übrigen Angststörungen ist ein externe Ursache gegeben. Angst als Symptom ist kein Bestandteil der PTSD-Kriterien. Wegen der dissoziativen Phänomene war im Vorfeld des DSM-IV eine Zuordnung zu den dissoziativen Störungen angeregt worden, allerdings ist eine dissoziative Symptomatik nicht obligat. Einen dritten Weg hat die ICD-10 gewählt, welche die PTSD unter die Reaktionen auf schwere Belastungen und Anpassungsstörungen subsumiert. Inwieweit diese sinnvolle Einteilung Bestand hat, bleibt abzuwarten.

Seit längerem herrscht ein Konflikt zwischen denen, die die Reaktionen auf ein traumatisches Geschehen als eine normale Reaktion auf ein unnormales Ereignis werten, und denen, die es als psychiatrische Erkrankung betrachten. Damit verbunden ist die Frage, inwieweit die Pathologisierung der Symptome stigmatisiert, wohingegen eine Normalisierung die Bereitschaft, Hilfsangebote zu nutzen, reduziert. Entscheidend wäre, dass die Belastung eines traumatischen Geschehens ernst genommen und offiziell anerkannt wird, ohne sie zu pathologisieren. Dabei ist der traumatische Prozess (Fischer u. Riedesser 1998) zu berücksichtigen, der sich nicht nur am Zeitpunkt des Geschehens, sondern auch an den danach liegenden Abläufen orientiert, sofern sie traumarelevant sind.

1.4 Übersicht zur Entwicklung der diagnostischen Kriterien bei der Posttraumatischen Belastungsstörung

Die folgende Synopse bezieht sich auf den Text zur PTSD aus der deutschen Übersetzung des DSM-IV (1996) in der **letzten Spalte**.

DSM-III-R 309.89 (1987)	ICD-10 F43.1 (1991)	ICD-10 F43.1 (1992) Forschungskriterien	DSM-IV 309.81 (1996)
A. Die Person hat ein Ereignis erlebt, das außerhalb der menschlichen Erfahrung liegt,	Diese entsteht als eine verzögerte oder protrahierte Reaktion auf ein belastendes Ereignis oder eine Situation außergewöhnlicher Bedrohung oder katastrophenartigen Ausmaßes (kurz- oder langanhaltend)	Die Betroffenen sind einem kurz- oder langanhaltenden Ereignis oder Geschehen von außergewöhnlicher Bedrohung oder mit katastrophalem Ausmaß ausgesetzt,	**A.** Die Person wurde mit einem traumatischen Ereignis konfrontiert, bei dem die beiden folgenden Kriterien vorhanden waren:
... *(s. nächster Tabellenabschnitt)* ...	... *(s. nächster Tabellenabschnitt)* ...	... *(s. nächster Tabellenabschnitt)*	**1.** die Person erlebte, beobachtete oder war mit einem oder mehreren Ereignissen konfrontiert, die tatsächlichen oder drohenden Tod oder ernsthafte Verletzungen oder eine Gefahr der körperlichen Unversehrtheit der eigenen Person oder anderer Personen beinhalteten
z.B. ernsthafte Bedrohung des eigenen Lebens oder der körperlichen Integrität; ernsthafte Bedrohung oder Schädigung der eigenen Kinder, des Ehepartners oder naher Verwandter und Freunde; plötzliche Zerstörung des eigenen Zuhauses bzw. der Gemeinde; oder mit anzusehen, wie eine andere Person infolge eines Unfalls bzw. körperlicher Gewalt vor kurzem oder gerade ernsthaft verletzt wurde oder starb.	Hierzu gehören eine durch Naturereignisse oder von Menschen verursachte Katastrophe, eine Kampfhandlung, ein schwerer Unfall oder die Tatsache, Zeuge des gewaltsamen Todes anderer oder selbst Opfer von Folterung, Terrorismus, Vergewaltigung oder anderer Verbrechen zu sein.		*(Erlebnisse: kriegerische Auseinandersetzungen, gewalttätige Angriffe auf die eigene Person, Entführung, Geiselnahme, Terroranschlag, Folterung, Kriegsgefangenschaft, Gefangenschaft in einem Konzentrationslager, Natur- oder durch Menschen)*

... und für fast jeden stark belastend wäre ... B. Das traumatische Ereignis wird ständig auf mindestens eine der folgenden Weisen wiedererlebt: 1. wiederholte und sich aufdrängende Erinnerungen an das Ereignis; 2. wiederholte, stark belastende Träume; 3. plötzliches Handeln oder Fühlen, als ob das traumatische Ereignis wiedergekehrt wäre (dazu gehören ein Gefühl, das	Wiederholtes Erleben des Traumas in sich aufdrängenden Erinnerungen (Nachhallerinnerungen, Flashbacks), ... Träumen oder Alpträumen.	... die bei fast jedem eine tiefe Verstörung hervorrufen würde. ... das nahezu bei jedem tiefgreifende Verzweiflung auslösen würde. B. Anhaltende Erinnerungen oder Wiedererleben der Belastung ... ...durch aufdringliche Nachhallerinnerungen (Flashbacks), lebendige Erinnerungen, ... sich wiederholende Träume ...	*verursachte Katastrophen, schwere Autounfälle oder die Diagnose einer lebensbedrohlichen Krankheit);* 2. die Reaktion der Person umfaßte intensive Furcht, Hilflosigkeit oder Entsetzen. B. Das traumatische Ereignis wird beharrlich auf mindestens eine der folgenden Weisen wiedererlebt: 1. wiederkehrende und eindringliche belastende Erinnerungen an das Ereignis, die Bilder, Gedanken oder Wahrnehmungen umfassen können; 2. wiederkehrende, belastende Träume von dem Ereignis; 3. Handeln oder Fühlen, als ob das traumatische Ereignis wiederkehrt (beinhaltet das Gefühl, das Ereignis wiederzuer-

DSM-III-R 309.89 (1987)	ICD-10 F43.1 (1991)	ICD-10 F43.1 (1992) Forschungskriterien	DSM-IV 309.81 (1996)
Vorstellungen, Halluzinationen und dissoziationsartige Episoden [Flashbacks], auch im Wachheitszustand oder bei Intoxikation);			
4. intensives psychisches Leid bei der Konfrontation mit Ereignissen, die das traumatische Ereignis symbolisieren oder ihm in irgendeiner Weise ähnlich sind, einschließlich Jahrestage des Traumas.	Selten kommt es zu dramatischen akuten Ausbrüchen von Angst, Panik oder Aggression, ausgelöst durch plötzliche Erinnerung und/oder Wiederholung des Traumas oder ursprünglichen Reaktion darauf.	... oder durch innere Bedrängnis in Situationen, die der Belastung ähneln oder mit ihr in Zusammenhang stehen.	
D.6. physiologische Reaktionen bei Konfrontation mit Ereignissen, die einem Bestandteil des traumatischen Ereignisses ähneln oder es symbolisieren (z. B. eine Frau, die in einem Aufzug vergewaltigt wurde, bricht beim Betreten von Aufzügen in Schweiß aus).			

C. Anhaltende Vermeidung von Stimuli, die mit dem Trauma in Verbindung stehen, oder eine Einschränkung der allgemeinen Reagibilität (war vor dem Trauma nicht vorhanden), was sich in mindestens drei der folgenden Merkmale ausdrückt:	Furcht vor und Vermeidung von Stichworten, die den Leidenden an das ursprüngliche Trauma erinnern können	C. Anhaltende Vermeidung von Reizen, die mit dem Trauma verbunden sind, oder eine Abflachung der allgemeinen Reagibilität (vor dem Trauma nicht vorhanden). Mindestens drei der folgenden Symptome liegen vor:
1. Anstrengungen, Gedanken oder Gefühle oder Gespräche, die mit dem Trauma in Verbindung stehen, zu vermeiden;		1. bewußtes Vermeiden von Gedanken, Gefühlen oder Gesprächen, die mit dem Trauma in Verbindung stehen;
2. Anstrengungen, Aktivitäten oder Situationen, die Erinnerungen an das Trauma wachrufen, zu vermeiden;	Vermeidung von Aktivitäten und Situationen, die Erinnerungen an das Trauma wachrufen können,	2. bewußtes Vermeiden von Aktivitäten, Orten oder Menschen, die Erinnerungen an das Trauma wachrufen;
3. Unfähigkeit, sich an einen wichtigen Bestandteil des Traumas zu erinnern (psychogene Amnesie);	D.1. teilweise oder vollständige Unfähigkeit, einige wichtige Aspekte der Belastung zu erinnern	3. Unfähigkeit, einen wichtigen Aspekt des Trauma zu erinnern;
4. auffallend vermindertes Interesse an bedeutenden Aktivitäten;		4. deutlich vermindertes Interesse oder verminderte Teilnahme an wichtigen Aktivitäten;

C. Umstände, die der Belastung ähneln oder mit ihr im Zusammenhang stehen, werden tatsächlich oder möglichst vermieden. Dieses Verhalten bestand nicht vor dem belastenden Ereignis.

DSM-III-R 309.89 (1987)	ICD-10 F43.1 (1991)	ICD-10 F43.1 (1992) Forschungskriterien	DSM-IV 309.81 (1996)
5. Gefühl der Isolierung bzw. Entfremdung von anderen;	Gleichgültigkeit gegenüber anderen Menschen, Teilnahmslosigkeit der Umgebung gegenüber,		5. Gefühl der Losgelöstheit oder Entfremdung von anderen;
6. eingeschränkter Affekt, z.B. keine zärtlichen Gefühle mehr zu empfinden;	andauerndes Gefühl von Betäubtsein und emotionale Stumpfheit, Anhedonie		6. eingeschränkte Bandbreite des Affekts (z.B. Unfähigkeit, zärtliche Gefühle zu empfinden);
7. Gefühl einer überschatteten Zukunft, z.B. erwartet nicht, Karriere zu machen, zu heiraten, Kinder zu haben oder lange leben zu können.			7. Gefühl einer eingeschränkten Zukunft (z.B. erwartet nicht, Karriere, Ehe, Kinder oder normal langes Leben zu haben).
D. Anhaltende Symptome eines erhöhten Erregungsniveaus (waren vor dem Trauma nicht vorhanden), durch mindestens zwei der folgenden Merkmale gekennzeichnet:	Zustand vegetativer Übererregbarkeit	D. Entweder 1. oder 2. 2. anhaltende Symptome einer erhöhten psychischen Sensitivität und Erregung (nicht vorhanden vor der Belastung) mit zwei der folgenden Merkmale:	D. Anhaltende Symptome erhöhten Arousals (vor dem Trauma nicht vorhanden). Mindestens zwei der folgenden Symptome liegen vor:
1. Ein- oder Durchschlafstörungen;	Schlaflosigkeit	a. Ein- und Durchschlafstörungen	1. Schwierigkeiten ein- oder durchzuschlafen;

		2. Reizbarkeit oder Wutausbrüche;
		3. Konzentrationsschwierigkeiten;
		4. übermäßige Wachsamkeit (Hypervigilanz);
		5. übertriebene Schreckreaktion.
	b. Reizbarkeit oder Wutausbrüche	
	c. Konzentrationsschwierigkeiten	
2. Reizbarkeit oder Wutausbrüche;		
3. Konzentrationsschwierigkeiten;	Vigilanzsteigerung	
4. Hypervigilanz;	**d.** Hypervigilanz	
5. übertriebene Schreckreaktionen.	übermäßige Schreckhaftigkeit	
	e. erhöhte Schreckhaftigkeit	
E. Die Dauer der Störung (Symptome aus B., C. und D.) beträgt mindestens einen Monat.	**E.** Die Kriterien B., C. und D. treten innerhalb von sechs Monaten nach dem Belastungsereignis oder nach Ende einer Belastungsperiode auf. (In einigen speziellen Fällen kann ein späterer Beginn berücksichtigt werden, dies sollte aber gesondert angegeben werden.)	**E.** Das Störungsbild (Symptome unter Kriterium B., C. und D.) dauert länger als einen Monat.
		F. Das Störungsbild verursacht in klinisch bedeutsamer Weise Leiden oder Beeinträchtigungen in sozialen, beruflichen oder ande-

DSM-III-R 309.89 (1987)	ICD-10 F43.1 (1991)	ICD-10 F43.1 (1992) Forschungskriterien	DSM-IV 309.81 (1996)
Bestimme, ob verzögerter Beginn vorliegt, wenn die Symptomatik mindestens sechs Monate nach dem Trauma beginnt.	Latenz, die Wochen bis Monate dauern kann (doch selten mehr als sechs Monate nach dem Trauma) bei wenigen Betroffenen chronischer Verlauf und Übergang in eine andauernde Persönlichkeitsänderung F62.0		ren wichtigen Funktionsbereichen. Bestimme, ob: Akut: wenn die Symptome weniger als 3 Monate andauern. Chronisch: wenn die Symptome mehr als 3 Monate andauern.
	Assoziiert Angst und Depression, Suizidgedanken nicht selten, Drogeneinnahme und übermäßiger Alkoholkonsum können hinzukommen.		Bestimme, ob: Mit verzögertem Beginn: wenn der Beginn der Symptome mindestens 6 Monate nach dem Belastungsfaktor liegt.

2 Traumaassoziierte Störungsbilder neben der PTSD

W. Wöller, T. Siol, P. Liebermann

2.1 Die Problematik der Klassifikation traumabedingter Störungen

Die in ICD-10 und DSM-IV formulierten Kriterien der PTSD decken bei weitem nicht das Spektrum traumabedingter Störungen ab. Sieht man von den nach wenigen Tagen einsetzenden und spontan remittierenden Akuten Belastungsreaktionen (s. Kap. 2.2) ab, so findet sich noch eine beträchtliche Zahl an Störungsbildern, die im Zusammenhang mit traumatischen Einwirkungen entstehen können. In jedem Fall ist festzustellen, dass die vorwiegend an umschriebenen Ereignissen wie Krieg, Naturkatastrophen und Vergewaltigung erarbeiteten PTSD-Kriterien die vielgestaltigen Folgen und tiefgreifenden Persönlichkeitsstörungen im Gefolge schwerer und lang anhaltender personaler Traumatisierungen nur unzureichend erfassen. Aus diesem Grund wurde verschiedentlich Kritik an dem eng gefassten PTSD-Konzept in ICD-10 und DSM-IV geübt. Die Kritik versucht dem Umstand Rechnung zu tragen, dass die Langzeitfolgen nach Traumatisierungen in Kindheit und Jugend, Folter oder Konzentrationslagerhaft weit über die in ICD-10 und DSM-IV definierte Symptomatik hinausgehen und die Persönlichkeit des betroffenen Individuums in nachhaltiger und umfassender Weise verändern können und dass keineswegs alle Opfer realer Traumatisierungen die Kernsymptomatik der PTSD entwickeln, sondern andere Symptombildungen im Vordergrund des klinischen Bildes stehen können.

Mindestens die folgenden Störungsbilder können – neben oder anstelle von PTSD – mit traumatischen Einwirkungen in Verbindung stehen (Herman 1992a; Egle et al. 1997a):

1. Akute posttraumatische Belastungsreaktion
2. dissoziative Störungen (Putnam 1989; Eckhardt u. Hoffmann 1997)
   - dissoziative Amnesie
   - dissoziative Fugue
   - Depersonalisationsstörung
   - dissoziative Identitätsstörung („Multiple Persönlichkeitsstörung")
3. Somatisierungsstörung bzw. Konversionsstörungen (Drossman 1995; Scheidt u. Hoffmann 1997), insbesondere somatoforme Schmerzstörungen (Egle 1997)
4. posttraumatische Depression (Briere u. Runtz 1990; Joraschky 1997)
5. Zwangserkrankungen (Csef 1997; Fondacaro et al. 1999)
6. Borderline-Persönlichkeitsstörung (Sachsse 1995; Gast 1997)
7. Angsterkrankungen (Arnold u. Joraschky 1997)
8. Ess-Störungen (Willenberg 1997), insbesondere Bulimia nervosa (Matsunaga et al. 1999)
9. Substanzmissbrauch (Kulka et al. 1990)
10. andere traumabedingte Persönlichkeitsveränderungen und Störungen durch Extrembelastung, die nicht anderweitig spezifiziert sind („disorders of extreme stress not otherwise specified", DESNOS; „Komplexe PTSD", vgl. Herman 1993)

Die Störungsbilder unterscheiden sich hinsichtlich ihrer Schwere, hinsichtlich ihrer Chronizität und im Hinblick auf die Art der Traumatisierung. Akute posttraumatische Belastungsreaktionen, dissoziative Zustände, posttraumatische Depressionen, Angstsymptome, Somatisierungsstörungen können bei allen Arten der Traumatisierung, also nach Typ-1- und Typ-2-Traumata nach Terr (1991) vorkommen; mit Ausnahme der Akuten Belastungsreaktionen können sie als akute und als chronische Störungsbilder auftreten. Die mit psychischen Traumatisierungen in Verbindung gebrachten Persönlichkeitsstörungen, insbesondere die Borderline-Persönlichkeitsstörung und die anderen, der DESNOS-Gruppe („Komplexe PTSD") zuzuordnenden Störungsbilder finden sich dagegen typischerweise bei chronischen personalen Traumatisierungen (Typ-2-Traumata nach Terr). Schematisch sind die möglichen Reaktionen auf schwere Traumatisierungen im Kapitel „Leitlinie Posttraumatische Belastungsstörung" (S. 3) dargestellt.

Die unmittelbare Reaktion auf das traumatische Ereignis ist meist eine Akute Belastungsreaktion; diese kann spontan abklingen oder in die Symptomatik der PTSD übergehen; es können sich jedoch auch dissoziative oder depressive

Symptome ausbilden. In beiden Fällen kann es zur Bewältigung des traumatischen Erlebens und damit zur Restitution oder aber zu einer Chronifizierung kommen. Schließlich besteht die Möglichkeit der Ausbildung einer bleibenden Persönlichkeitsstörung in Form der Borderline-Persönlichkeitsstörung oder der dissoziativen Identitätsstörung.

2.2 Akute posttraumatische Belastungsreaktion

Akute Belastungsreaktionen können innerhalb von Minuten bis Tagen nach Traumatisierungen aller Art auftreten, typischerweise nach Ereignissen wie schweren Unfällen, Naturkatastrophen, Vergewaltigungen, aber auch nach allen anderen physischen oder psychischen Gewalteinwirkungen. Das Hauptmerkmal Akuter Belastungsreaktionen ist ihre vorübergehende Natur und ihr spontanes Abklingen innerhalb weniger Tage. Die psychischen Reaktionen während der Einwirkungsphase eines traumatischen Ereignisses wurden auch als „peritraumatische" Reaktion bezeichnet (Marmar et al. 1994). Horowitz (1986) beschrieb eine „akute katastrophische Stress-Reaktion" (acute catastrophic stress reaction), charakterisiert durch Panik, kognitive Desorganisation, Desorientiertheit, Dissoziation, schwere Schlafstörung und Agitiertheit.
Der nosologische Status der Akuten Belastungsreaktion wurde über längere Zeit kontrovers diskutiert, insbesondere die Frage, ob der Akuten Belastungsreaktion der Status einer psychiatrischen Störung zukommt oder ob sie als vorübergehende normalpsychologische Reaktion einzuordnen ist. Einigkeit besteht allerdings, dass Patienten mit Akuter Belastungsreaktion in jedem Fall der Beobachtung und meist auch der Behandlung bedürfen (Rothbaum u. Foa 1992).
Die diagnostisch-klassifikatorischen Systeme ICD-10 und DSM-IV unterscheiden sich in ihren Definitionen der Akuten Belastungsreaktion insofern, als in der DSM-IV-Definition der Akzent auf der dissoziativen Reaktion in Verbindung mit vorübergehenden PTSD-Phänomenen liegt, während in der ICD-10-Definition mehr die polymorphe Art der Symptome, der schnelle Symptomwechsel und die Bedeutung von Angst und Depression hervorgehoben werden. Nach DSM-IV wird gefordert, dass die Symptome mindestens zwei Tage, jedoch nicht länger als vier Wochen andauern (s. Tab. 2-1 und 2-2). Bei einer Symptomdauer von mehr als vier Wochen ist die Diagnose einer PTSD zu stellen. In der ICD-10 wird angegeben, dass die Symptomatik bei fortbestehender Belastung nach wenigen Tagen abgeklungen sein sollte; es ist

Tab. 2-1 Akute Belastungsstörung: Kriterien nach ICD-10

Definition:

Eine vorübergehende Störung von beträchtlichem Schweregrad, die sich bei einem psychisch nicht manifest gestörten Menschen als Reaktion auf eine außergewöhnliche körperliche oder seelische Belastung entwickelt und im allgemeinen innerhalb von Stunden oder Tagen abklingt. (...) Die Symptome sind sehr verschieden, doch typischerweise beginnen sie mit einer Art von „Betäubung", einer gewissen Bewusstseinseinengung und eingeschränkten Aufmerksamkeit, einer Unfähigkeit, Reize zu verarbeiten und Desorientiertheit. Diesem Zustand kann ein weiteres Sichzurückziehen aus der aktuellen Situation folgen (bis hin zu dissoziativem Stupor) oder aber ein Unruhezustand und Überaktivität wie Fluchtreaktion oder Fugue. Meist treten vegetative Zeichen panischer Angst wie Tachykardie, Schwitzen und Erröten auf. Die Symptome erscheinen im allgemeinen innerhalb von Minuten nach dem belastenden Ereignis und gehen innerhalb von 2 oder 3 Tagen, oft innerhalb von Stunden zurück. Es kann eine teilweise oder vollständige Amnesie für diese Episode vorliegen.

Diagnostische Leitlinien:

1. Es tritt ein gemischtes und gewöhnlich wechselndes Bild auf; nach dem anfänglichen Zustand von „Betäubung" werden Depression, Angst, Ärger, Verzweiflung, Überaktivität und Rückzug beobachtet. Kein Symptom ist längere Zeit vorherrschend.
2. Die Symptome sind rasch rückläufig, längstens innerhalb von wenigen Stunden, wenn eine Entfernung aus der belastenden Umgebung möglich ist. In den Fällen, in denen die Belastung weiter besteht, oder in denen sie naturgemäß nicht reversibel ist, beginnen die Symptome in der Regel nach 24 bis 48 Stunden abzuklingen und sind gewöhnlich nach 3 Tagen nur noch minimal vorhanden.

---

nicht klar, welche Diagnose nach ICD-10 zu stellen ist, wenn die Symptomatik mehrere Wochen andauert.

Zur Akuten Belastungsreaktion liegen zwar zahreiche klinische Erfahrungsberichte, aber – besonders im Vergleich zu der umfangreichen empirischen Befundlage zur PTSD – nur wenige empirische Befunde vor (Solomon et al. 1996). Die verfügbare empirische Literatur zeigt indessen, dass die Akute Belastungsreaktion als eine unabhängige klinische Einheit aufzufassen ist, deren charakteristisches Merkmal ihr polymorphes und variables Erscheinungsbild ist. Die Phänomenologie der Akuten Belastungsreaktion wurde in letzter Zeit am Beispiel der Kriegsbelastungsreaktionen („combat stress reaction") dargestellt; diese umfasst die folgenden Symptome: Unruhe, Reizbarkeit, psychomotorische Agitiertheit, psychomotorische Verlangsamung, Apathie, Rückzug, Schreckreaktionen, Angst, Depressionen, eingeengter Affekt, Verwirrtheitszustände, Schmerzsymptome, funktionelle gastrointestinale

A. Die Person wurde mit einem traumatischen Ereignis konfrontiert, bei dem die beiden folgenden Kriterien erfüllt waren:

(1) Die Person erlebte, beobachtete oder war mit einem oder mehreren Ereignissen konfrontiert, die den tatsächlichen oder drohenden Tod oder eine ernsthafte Verletzung oder Gefahr der körperlichen Unversehrtheit der eigenen Person oder anderer Personen beinhalteten.

(2) Die Reaktion der Person umfasste intensive Furcht, Hilflosigkeit oder Entsetzen.

B. Entweder während oder nach dem extrem belastenden Ereignis zeigt die Person mindestens drei der folgenden Symptome:

(1) subjektives Gefühl von emotionaler Taubheit oder Fehlen emotionaler Reaktionsfähigkeit

(2) Beeinträchtigung der bewussten Wahrnehmung der Umwelt (z. B. „wie betäubt sein")

(3) Derealisationserleben

(4) Depersonalisationserleben

(5) dissoziative Amnesie (z. B. Unfähigkeit, sich an einen wichtigen Aspekt des Traumas zu erinnern)

C. Das traumatische Ereignis wird ständig auf mindestens eine der folgenden Arten wiedererlebt: wiederkehrende Bilder, Gedanken, Träume, Illusionen, Flashback-Episoden oder das Gefühl, das Trauma wiederzuerleben, oder starkes Leiden bei Reizen, die an das Trauma erinnern.

D. Deutliche Vermeidung von Reizen, die an das Trauma erinnern (z. B. Gedanken, Gefühle, Gespräche, Aktivitäten, Orte oder Personen).

E. Deutliche Symptome von Angst oder erhöhtem Arousal (z. B. Schlafstörungen, Reizbarkeit, Konzentrationsschwierigkeiten, Hypervigilanz, übertriebene Schreckhaftigkeit, motorische Unruhe).

F. Die Störung verursacht in klinisch bedeutsamer Weise Leiden oder Beeinträchtigung in sozialen, beruflichen oder anderen wichtigen Funktionsbereichen oder beeinrächtigt die Fähigkeit der Person, notwendige Aufgaben zu bewältigen, z. B. notwendige Unterstützung zu erhalten oder zwischenmenschliche Ressourcen zu erschließen, indem Familienmitgliedern über das Trauma berichtet wird.

G. Die Störung dauert mindestens 2 Tage und höchstens 4 Wochen und tritt innerhalb von 4 Wochen nach dem traumatischen Ereignis auf.

H. Das Störungsbild geht nicht auf die direkte körperliche Wirkung einer Substanz (z. B. Droge, Medikament) oder eines medizinischen Krankheitsfaktors zurück, wird nicht besser durch eine Kurze Psychotische Störung erklärt und beschränkt sich nicht auf die Verschlechterung einer bereits vorher bestehenden Achse-I- oder Achse-II-Störung.

Beschwerden, aggressive und feindselige Reaktionen bis hin zu paranoiden Reaktionen (Solomon 1993). Die Symptome sind universell und wurden bei verschiedenen Kriegen, zu verschiedenen Zeiten und in unterschiedlichen Kulturen beobachtet (Bar-On et al. 1986). Ähnliche Symptombilder werden unmittelbar nach Vergewaltigungen berichtet (Kretschmann 1993).

Symptome, die der PTSD ähnlich sind, werden häufig während der ersten Tage nach der Einwirkung eines Traumas beobachtet. Nach Shalev (1992) kommen bei der Mehrzahl der Kriegseinwirkungen ausgesetzten Traumaopfer intrusive Symptome vor. Allerdings gibt es große Unterschiede im Ausmaß der Erregung und Dissoziationen, die die Intrusionen begleiten. Foa und Rothbaum (1989) beschreiben PTSD-ähnliche Symptome bei 94 % der untersuchten Vergewaltigungsopfer eine Woche nach dem Trauma, jedoch nur noch bei 52,4 % zwei Monate später und bei 47,1 % neun Monate später.

Von besonderem Interesse ist die Frage, welche Symptome oder Symptommuster der Akuten Belastungsreaktionen als prädiktiv für die Entwicklung einer späteren PTSD gelten können. Das häufige Vorkommen dieser Symptome an den Tagen nach dem Trauma mindert ihre prädiktive Wertigkeit. Trauma-Opfer, die später PTSD entwickelten, unterschieden sich in ihrer Symptomatik unmittelbar nach dem Trauma von denjenigen, die keine PTSD entwickelten, dadurch, dass sie stärkere Intrusionen, Vermeidung, Depression und Angst in der auf das Trauma folgenden Woche hatten (Shalev et al. 1996b); allerdings hatten Shalev et al (1993) in einer früheren Untersuchung keine prädiktive Potenz von Intrusion und Vermeidung gefunden. Peritraumatische Dissoziation scheint ein Prädiktor für die Entwicklung von PTSD zu sein (Marmar et al. 1994). Das Ausmaß der subjektiven Belastung an den Tagen unmittelbar nach einem traumatischen Ereignis korrelierte mit der späteren Entwicklung einer PTSD (Perry et al. 1992). Das klinische Bild des „Eingefrorenseins", Stupor, Selbstaufgabe und die Wahrnehmung von Ereignissen als unkontrollierbar und unvorhersehbar haben einen ungünstigen Einfluss auf den Langzeitverlauf (Foa u. Rothbaum 1989).

2.3   Dissoziative Störungen

Dissoziative Störungen gelten als typische Folge traumatischer Einflüsse; allerdings besteht keine Spezifität hinsichtlich einer traumatischen Genese. Dissoziative Symptome in Form von Amnesien und Zuständen der Depersonalisation und Derealisation finden sich als Langzeitfolge bei Traumaopfern mit verschiedenen Hintergründen: bei Folteropfern, Opfern von Kriegseinwirkungen, Opfern von Naturkatastrophen und bei Opfern körperlicher und sexualisierter Gewalt (Lynn u. Rhue 1994; Kluft 1990; Eckhardt u. Hoffmann 1993; 1997). Die Scores auf der Dissociative Experiences Scale (DES, Bernstein u. Putnam 1986) waren in Fällen von körperlicher Misshandlung höher, wenn der Täter ein Familienmitglied war, als wenn der Täter kein Familienmitglied war. Personen, die körperliche und sexuelle Gewalt erlitten hatten, wiesen höhere DES-Scores auf als Personen, die nur einem Typ von Traumatisierung ausgesetzt waren. In der Studie von Sanders et al. (1989) wurden die höchsten Dissoziationswerte bei Personen gefunden, die körperlich und emotional traumatisiert worden waren.

Als **psychogene Amnesie** wird die episodische Unfähigkeit bezeichnet, wichtige persönliche Informationen zu erinnern, die in ihrem Ausmaß über ein gewöhnliches Vergessen deutlich hinausgeht und nicht durch eine organische Genese erklärbar ist. Psychogene Amnesien wurden bereits von Janet (1893) nach psychischen Traumatisierungen beobachtet.
Eine **dissoziative Fugue** ist eine Verhaltenssequenz, die eine spontane und zielgerichtete Ortsveränderung, meist eine unerwartete Reise, beinhaltet und verbunden ist mit der Unfähigkeit, das Zurückliegende zu erinnern. Dissoziative Fugues wurden nach traumatischen Kriegseinwirkungen berichtet (Fisher 1945).
Unter **Depersonalisation** wird eine Störung verstanden, bei der ein Betroffener seine Person und seine Umgebung als unwirklich verändert erlebt. Depersonalisationsphänomene können als Reaktion auf lebensbedrohliche Umstände, aber auch bei Häftlingen vorkommen (Jacobson 1959; Noyes 1977).
Extreme Formen der Dissoziation finden sich bei Patienten mit **dissoziativer Identitätsstörung** (den so genannten „Multiplen Persönlichkeiten"), bei denen in 95 % von schwerwiegenden und zum Teil bizarren, oft sehr gewaltsamen Formen körperlicher und sexualisierter Gewalt berichtet wird (Putnam 1989).

Besonders personale Traumatisierungen im Rahmen von körperlicher und sexualisierter Gewalt unterliegen häufig einer totalen oder partiellen Amnesie (Briere u. Runtz 1988). Nach heutiger Auffassung kommt dem Mechanismus der Dissoziation in der ursprünglichen traumatisierenden Situation eine protektive Funktion im Sinne einer psychologischen Fluchtmöglichkeit zu, um die die Traumatisierung begleitenden Affekte von Angst, Wut und Schmerz zu bewältigen; im späteren Leben wirkt er sich jedoch maladaptiv aus – insofern, als er die Kontinuität des Erlebens bedroht und die kognitive Leistungsfähigkeit vermindert (Spiegel 1986). Schließlich können dissoziative Mechanismen die bei Gewaltopfern ohnehin große Gefahr der Reviktimisierung weiter erhöhen, indem Warnsignale und Hinweise auf mögliche weitere Traumatisierungen ignoriert oder bagatellisiert werden (Kluft 1990).

2.4 Störungen der Affektregulierung und posttraumatische Depressionen

Umfassende Störungen der Affektregulation sind eine weitere typische Folge lang anhaltender personaler Traumatisierungen. Chronische, medikamentös kaum beinflussbare Depressivität sowie anhaltende Dysphorie und Freudlosigkeit gehören zu den vielfach gesicherten Befunden bei KZ-Überlebenden (Krystal 1991; Chodoff 1980) und bei Opfern von Kindesmisshandlung und sexualisierter Gewalt (Briere u. Runtz 1990; Kiser et al. 1991). Neben Depressivität und Angstbereitschaft werden Zustände diffuser Spannung, aber auch erhöhter Aggressivität erwähnt, vor allem bei Opfern von physischer Misshandlung (Briere u. Runtz 1990), aber auch bei Holocaust-Überlebenden (Hoppe 1968). Quälende Schuldgefühle finden sich mit großer Regelmäßigkeit bei Opfern von Konzentrationslagerhaft (Niederland 1966), bei Folteropfern (Amati 1977) und bei Opfern von sexualisierter Gewalt (Hirsch 1987).

Charakteristisch ist weiterhin eine verminderte Fähigkeit, die Intensität von Affekten zu regulieren (van der Kolk u. Fisler 1994; van der Kolk 1996b). Die verminderte Affektregulation kann sich auf verschiedene Art äußern: als Verlust der Fähigkeit, die Aufmerksamkeit zu fokussieren, oder als Störung der Impulskontrolle. Die affektiven Zustände können abrupt wechseln und zu raschen und unvorhersagbaren Wechseln der Stimmungslage führen. Typischerweise kommt es zur Wiederbelebung traumatischer Affekte im täglichen Leben, wobei äußere Stimuli assoziativ die ursprünglichen traumatogenen Affekte, insbesondere Gefühle der Verlassenheit und Hilflosigkeit, wachrufen können. Die während der Zustände massiver autonomer Erregung gespeicherten Erinnerungen steuern die späteren Interpretationen von Ereignissen, sodass die aus der traumatischen Situation stammenden Gefühle der aktuellen Situation zugeordnet werden und Alltagssituationen eine traumatische Qualität erhalten (van der Kolk u. Fisler 1994). Reaktionen in projektiven Tests zeigen, dass Personen auf ein breites Spektrum von Stimuli, die nur entfernt an das Trauma selbst erinnern, so reagieren, als sei das Trauma wiedergekehrt (Fish Murray et al. 1987). Die Störungen der Affektregulation und der Impulskontrolle haben weitreichende Auswirkungen auf das Selbstbild und auf die Gestaltung der interpersonellen Beziehungen (Cole u. Putnam 1992).

Empirisch ist gut belegt, dass selbstverletzende Handlungen regelmäßig im Gefolge lang anhaltender Traumatisierungen in Kindheit und Jugend auftreten. Favazza et al. (1989) fanden bei 62 % der von ihnen untersuchten Patienten mit Selbstverletzungshandlungen traumatische Erfahrungen in der Anamnese. Auf Zusammenhänge zwischen Depersonalisation und Selbstbeschädigungshandlungen wurde in letzter Zeit vermehrt hingewiesen (Eckhardt u. Hoffmann 1993). Die Selbstverletzungshandlungen können als Versuche der Bewältigung unerträglicher traumatogener Affektzustände angesehen werden: Traumaopfer setzten die selbstverletzenden Handlungen ein, um die intensiven und mit Dysphorie verbundenen Zustände der Depersonalisation zu unterbrechen (Coons u. Milstein 1990). Es lässt sich bei Primaten zeigen, dass selbstverletzendes Verhalten eine Reaktion auf Isolation und Angst ist (Kraemer 1985). Eine ähnliche Bewältigungsfunktion muss für selbst induziertes Erbrechen bei Patienten mit Bulimia nervosa angenommen werden, für die ebenfalls hohe Prävalenzraten sexualisierter Traumatisierung gefunden wurden (Gartner et al. 1989; Lacey 1990).

2.5   Somatisierungsstörungen

Auch Somatisierungsstörungen werden vielfach im Gefolge traumatischer Einwirkungen gefunden. Sie gehören zu den typischen Langzeitfolgen schwerer, insbesondere personaler Traumatisierungen. Die Untersuchungen an Holocaust-Überlebenden zeigen, dass so gut wie alle unter psychosomatischen Symptombildungen litten (Hoppe 1968; Krystal u. Niederland 1968; De Loos 1990; Niederland 1961; Eitinger 1980). Zahlreiche Studien beschreiben eine Anamnese sexualisierter Gewalt bei Patienten mit Somatisierungsstörungen, besonders auch bei Patienten mit somatoformen Schmerzstörungen (Egle 1992; Saxe et al. 1994). Bei Patienten mit funktionellen Abdominalbeschwerden fand sich im Vergleich zu den Patienten einer somatischen Kontrollgruppe signifikant häufiger eine Vorgeschichte mit sexueller Traumatisierung und körperlicher Misshandlung (Drossman 1995). Körperliche Misshandlungen und sexuelle Traumatisierungen waren häufiger in der Anamnese von Patienten mit Rückenschmerzen ohne somatischen Befund im Vergleich zu einer somatischen Kontrollgruppe (Schofferman et al. 1993). Psychogene („hysterische") Krampfanfälle finden sich gehäuft nach Inzesterfahrungen in Kindheit und Jugend (Goodwin 1989; Wyllie et al. 1999; Bowman u. Markand 1999). Typisch sind Übergangsformen und Kombinationen von Symptomen: Die chronische Übererregtheit und die intrusiven Symptome der PTSD können gemeinsam mit den depressiven Erscheinungen und den psychosomatischen

Reaktionsbildungen ein klinisches Bild ergeben, das Niederland (1981) die „Trias der Überlebenden" genannt hat: Schlaflosigkeit, Albträume und psychosomatische Beschwerden. Die dissoziativen Symptome verbinden sich in additiver Wirkung mit den Konzentrationsstörungen der Depression, die für Opfer chronischer Traumatisierungen typische Lähmung und Initiativlosigkeit mit der depressiven Apathie, die traumabedingten Bindungsstörungen mit den Symptomen des depressiven Rückzugs (Herman 1992b).

Krystal (1978) hat auf die Phänomene der Affektentdifferenzierung und Affektregression als eine weitere Auswirkung langfristiger Traumatisierungen aufmerksam gemacht. Das Phänomen der Alexithymie, die Unfähigkeit, Emotionen zu erkennen und zu verbalisieren, bei verminderter Fähigkeit zur Symbolisierung (McDougall 1980), und eine Neigung zum Konkretismus (Gubrich-Simitis 1984) sind vor allem bei Überlebenden des Holocaust beschrieben worden.

2.6   Borderline-Pathologie

In den letzten Jahren wurde auf die hohe Prävalenz realer Traumatisierungen in der Anamnese von Patienten mit emotional instabiler Persönlichkeitsstörung (Borderline-Persönlichkeitsstörung) hingewiesen, insbesondere die hohe Prävalenz von körperlichen und sexuellen, aber auch emotionalen Traumatisierungen. Herman et al. (1989) fanden bei 75 % der nach DSM-III diagnostizierten Borderline-Patienten eine Vorgeschichte von körperlicher und/oder sexualisierter Gewalt. Ogata et al. (1990) konnten bei 71 % der Patienten mit Borderline-Persönlichkeitsstörung sexuelle Traumatisierungen nachweisen. Zanarini et al. (1989) fanden bei 80 % der untersuchten Patienten mit Borderline-Persönlichkeitsstörung traumatische Erfahrungen in der Anamnese, in 46 % körperliche, in 26 % sexuelle und in 72 % emotionale (verbale) Traumatisierungen. Westen et al. (1990) fanden körperliche und/oder sexuelle Traumatisierungen bei mehr als 50 % der adoleszenten stationären Patienten mit Borderline-Persönlichkeitsstörung. Zu ähnlichen Beobachtungen gelangten Paris und Zweig-Frank (1992). Vor diesem Hintergrund und angesichts der Tatsache, dass die Kernsymptomatik der Borderline-Persönlichkeitsstörung, die emotionale Instabilität mit der Neigung zu plötzlich auftretenden affektiven Dysregulationen in Form von Wutausbrüchen und depressiven Einbrüchen, in vieler Hinsicht mit der Symptomatik nach schweren und lang anhaltenden Traumatisierungen identisch ist, wurde diskutiert, ob die Borderline-Pathologie möglicherweise als eine Trauma-Folge konzeptualisiert werden sollte (Sachsse 1995).

2.7 Exkurs: Chronische traumabedingte Persönlichkeitsveränderungen und das Konzept der Komplexen Posttraumatischen Belastungsstörung

Die Tatsache schwer wiegender Persönlichkeitsveränderungen nach lange Zeit einwirkenden Traumatisierungen wurde wiederholt beschrieben. Aufgrund der schweren Persönlichkeitsveränderungen, die bei Opfern von Konzentrationslagerhaft gesehen wurden (Eissler 1968), besteht weitgehende Einigkeit, dass das ältere Konzept der traumatischen Neurose (Kardiner 1941) der Vielzahl und Schwere der klinischen Manifestationen nicht gerecht werden kann. Horowitz (1986) sprach in diesem Zusammenhang von „posttraumatischer Charakterstörung".

Störungen des Selbstwertgefühls gehören zu den gesicherten Langzeitfolgen von körperlicher und sexualisierter Gewalt (Finkelhor 1986). Es wurde bei Opfern von Konzentrationslagerhaft (Eissler 1968) und auch bei Vergewaltigungsopfern (Kretschmann 1993) beschrieben. Das Selbstwertgefühl wird weiter belastet durch ein durchgängiges Gefühl der Ohnmacht und Hilflosigkeit sowie durch eine niedrige Selbstwirksamkeitserwartung (Schwarzer 1987). Die bei Traumaopfern häufigen Störungen der Affekt- und Impulskontrolle (Cole u. Putnam 1992; van der Kolk u. Fisler 1994) steigern vielfach das Gefühl des Ausgeliefertseins und der Hilflosigkeit. Das Erleben umfassender Demütigung, Entsubjektivierung und Instrumentalisierung führt zu der Überzeugung, als Person wertlos, moralisch minderwertig und schuldig zu sein, insbesondere auch zu der Überzeugung, für die Traumatisierung oder die Gefangenschaft selbst verantwortlich zu sein. Die Entstehung dieser Überzeugungen mittels Implantation und Introjektion wurde ausführlich untersucht (Ferenczi 1933; Hirsch 1994; Ehlert u. Lorke 1988). Traumatisches Erleben kann die Grundüberzeugungen von Sicherheit und Geborgenheit zerstören, aber auch die Überzeugung, dass das Leben einer sinnvollen Ordnung folgt (Janoff-Bulman 1992). Mit der gestörten Selbstwahrnehmung korrespondiert typischerweise eine verzerrte Wahrnehmung des Schädigers. Bei Opfern von traumatischer Gewalt in Kindheit und Jugend wird beobachtet, wie sie die Täter verteidigen oder idealisieren und die Schuld für die Traumatisierung auf sich nehmen (Steele 1980).

Lang anhaltende personale Traumatisierungen führen regelmäßig zur Modifikation des Bindungsverhaltens und zu Störungen der Beziehungsfähigkeit. Bindungstheoretisch orientierte Untersuchungen zeigen, dass bis zu 80 % der körperlich oder sexuell traumatisierten Kinder unsichere Bindungsmuster aufweisen, typischerweise vom desorganisierten/desorientierten Typ mit unvorhersehbarem Annäherungs- und Vermeidungsverhalten gegenüber ihren Müttern (Lyons-Ruth 1991) und dem Verlust der Fähigkeit, Vertrauen in andere Menschen zu setzen (Burgess et al. 1987).

Mindestens die folgenden Typen von Beziehungscharakteristika finden sich bei Patienten mit lang anhaltenden personalen Traumatisierungen:

- Es kann zum Rückzug aus sozialen Bindungen kommen, wie es für Opfer von Konzentrationslagerhaft wiederholt beschrieben wurde (Eitinger 1980; Niederland 1981).
- Als typische weitere Folge lang anhaltender Traumatisierungen kann es zu so genannten Reviktimisierungen in Beziehungen kommen, wobei das Opfer der Traumatisierung meist erneut in den Opferstatus gerät, in einigen Fällen auch in den Täterstatus. So zeigt sich, dass bei in der Kindheit sexuell traumatisierten Personen generell eine höhere Wahrscheinlichkeit besteht, dass sie Opfer von Gewaltverbrechen im Erwachsenenalter werden. In ihren späteren partnerschaftlichen Beziehungen haben Opfer von Traumatisierungen in der Kindheit eine höhere Wahrscheinlichkeit, Opfer körperlicher oder sexualisierter Gewalt zu werden, insbesondere ist die Wahrscheinlichkeit, später Opfer einer Vergewaltigung zu werden, signifikant erhöht (Russell 1986; Briere u. Runtz 1988; van der Kolk 1989; Wöller 1998; Wöller u. Kruse 1998). Von den 152 Frauen einer Beratungsstelle für Vergewaltigungsopfer, die in der Studie von Briere und Runtz (1988) untersucht worden waren, berichteten 44 % über eine Vorgeschichte sexualisierter Gewalt in der Kindheit. Frauen, die in ihrer Kindheit Zeugen familiärer Gewalt waren, haben eine um 600 % höhere Wahrscheinlichkeit, später durch ihre Ehemänner misshandelt zu werden als Frauen, die in nicht gewaltsamen Elternhäusern aufgewachsen waren (Strauss et al. 1980). Die hohe Stabilität dieser gewaltsamen Beziehungen wird auf die Auswirkungen so genannter „traumatischer" Bindungen zurückgeführt, die vor allem in Situationen der Gefangenschaft und bei Folteropfern beobachtet wurden (Dutton u. Painter 1981). In längerer Gefangenschaft können unter den Bedingungen von Todesfurcht und Isolation intensive Bindungen zwischen Täter und Opfer entstehen. Unter dem Eindruck überwältigender Gefühle der Hilflosigkeit und Ohnmacht klammern Menschen sich an jede potenziell schutzgebende Person und, in deren Abwesenheit, selbst an diejenige Person, die die Quelle ihrer Misshandlung ist. Die entstandene Bindung kann so stark sein, dass Gefangene diejenigen, die sie gefangen halten, als ihre Retter ansehen und ihre Befreier zu hassen beginnen. Intermittierende und mit liebevoller Zuwendung alternierende Gewaltanwendung scheint die Bindung zwischen Täter und Opfer noch zu intensivieren. Folteropfer berichten von ihrer Angst, sie könnten Liebesbindungen an ihre Folterer

entwickeln (Amati 1977). Als „Stockholm-Phänomen" wurde die Beobachtung bezeichnet, dass Geiseln Liebesbindungen an ihre Geiselnehmer ausbilden (Dutton u. Painter 1981). Von Vergewaltigungsopfern wird berichtet, wie sie sich intensiv mit der Person und den möglichen Motiven des Täters beschäftigen, irrationale Gefühle der Bindung entwickeln und sogar Wünsche nach Trost und Zuwendung an ihn richten (Kretschmann 1993). Ähnlich intensive Bindungen finden sich zwischen misshandelten Ehefrauen und ihren misshandelnden Ehemännern (Walker 1984), wobei es zur Bindungsverstärkung kommt, wenn im Verhalten des Misshandlers Gewalt mit liebevoll-tröstendem Verhalten abwechselt (Dutton u. Painter 1981).

- Es kann zur Traumawiederholung in Form aktiver Traumatisierung kommen. In zahlreichen Studien zeigte sich ein Zusammenhang zwischen traumatisierenden Erfahrungen in der Kindheit und der späteren Neigung, andere Menschen aktiv zu traumatisieren (Herrenkohl et al. 1983; Hunter u. Kilstrom 1979); die Reinszenierung eigener traumatischer Erfahrungen ist eine wichtige Ursache des oft beschriebenen Zyklus der Gewalt (Widom 1987). Die Wahrscheinlichkeit, dass Männer aus gewaltsamen Elternhäusern ihre eigenen Ehefrauen misshandeln, ist um 1000 % höher als bei Männern, die in nicht gewaltsamen Elternhäusern aufwachsen (Strauss et al. 1980). Darüber hinaus ergab eine Studie an misshandelten Ehefrauen (Gayford 1975), dass 37 % der Frauen und 54 % der entsprechenden Männer auch ihre Kinder physisch misshandelten. Studien zur Frage der intergenerationalen Tradierung Missbrauchserfahrungen traumatischer Erfahrungen gelangen zu Schätzungen, dass etwa 30 % der in ihrer Kindheit misshandelten Personen dazu neigen, ihre eigenen Kinder zu misshandeln (Oliver 1993).

Herman (1992a) hat den Begriff der „Komplexen Posttraumatischen Belastungsstörung" (complex PTSD) vorgeschlagen, um die für personale Traumatisierungen typischen Störungen der Affektregulation, die Bewusstseinsstörungen in Form von Dissoziation und Amnesie, die Somatisierungsstörungen, die gestörte Wahrnehmung der eigenen Person und des Täters, die für Trauma-Opfer charakteristischen Beziehungsstörungen sowie die Störungen des persönlichen Wertesystems zusammenfassend zu beschreiben.

Durch die Arbeitsgruppe, die mit der Entwicklung der DSM-IV-Kriterien der PTSD befasst war (Davidson u. Foa 1991), wurde der Versuch gemacht, Kriterien für eine umfassendere Definition der PTSD zu entwickeln. Als Ergebnis dieser Arbeit wurden die in Tabelle 2-3 aufgeführten vorläufigen Kriterien für „Störungen durch extremen Stress, die nicht anderweitig spezifiziert sind" (DESNOS = disorders of extreme stress not otherwise specified) formuliert

Tab. 2-3 Störungen durch extremen Stress, die nicht anderweitig spezifiziert sind (DESNOS; nach American Psychiatric Association 1996)

A. Störungen der Regulierung des affektiven Erregungsniveaus

(1) chronische Affektdysregulation

(2) Schwierigkeit, Ärger zu modulieren

(3) selbstdestruktives und suizidales Verhalten

(4) Schwierigkeiten im Bereich des sexuellen Erlebens, vor allem der Hingabefähigkeit

(5) impulsive und risikoreiche Verhaltensweisen

B. Störungen der Aufmerksamkeit und des Bewusstseins

(1) Amnesie

(2) Dissoziation

C. Somatisierung

D. Chronische Persönlichkeitsveränderungen

(1) Änderung in der Selbstwahrnehmung: chronische Schuldgefühle; Selbstvorwürfe; Gefühle, nichts bewirken zu können; Gefühle, fortgesetzt geschädigt zu werden

(2) Änderungen in der Wahrnehmung des Schädigers: verzerrte Sichtweisen und Idealisierungen des Schädigers

(3) Veränderung der Beziehung zu anderen Menschen:

    (a) Unfähigkeit zu vertrauen und Beziehungen mit anderen aufrechtzuerhalten

    (b) die Tendenz, erneut Opfer zu werden

    (c) die Tendenz, andere zum Opfer zu machen

E. Veränderungen in Bedeutungssystemen

(1) Verzweiflung und Hoffnungslosigkeit

(2) Verlust der bisherigen Lebensüberzeugungen

(Herman 1992a), die in einem eigenen Abschnitt als „assoziierte Merkmale und Störungen" in die DSM-IV aufgenommen wurden (American Psychiatric Association 1996).

Die Validität der DESNOS-Kriterien konnten Zlotnick et al. (1996) bei 74 sexuell traumatisierten Frauen demonstrieren, die – im Vergleich zu Frauen ohne Vorgeschichte von sexualisierter Gewalt – hinsichtlich aller DESNOS-Symptome eine erhöhte Belastung aufwiesen. Mittels logistischer Regression konnte gezeigt werden, dass ein Symptomenkomplex, der DESNOS repräsentiert, signifikant mit einer Vorgeschichte sexualisierter Gewalt verbunden war. Eine Vorgeschichte mit frühen Kindheitstraumatisierungen korrelierte in einer Stichprobe von Kriegsveteranen, die wegen PTSD behandelt wurden, hoch mit dem DESNOS-Symptomenkomplex (Ford u. Kidd 1998). In dieser Stichprobe kamen DESNOS-Symptome und PTSD-Symptome bei 31 % der Patienten im Sinne einer Komorbidität gemeinsam vor (Ford 1999).

Auf der Basis ähnlicher Überlegungen wurde in der ICD-10 (1993) eine eigene neue Kategorie (F62.0) geschaffen, um andauernde Persönlichkeitsveränderungen nach extremer Belastung zu erfassen:

„Eine andauernde Persönlichkeitsänderung kann der Erfahrung von extremer Belastung folgen. Die Belastung muss so extrem sein, dass die Vulnerabilität der betreffenden Person als Erklärung für die tiefgreifende Auswirkung auf die Persönlichkeit als Erklärung nicht ausreicht. Beispiele hierfür sind Erlebnisse in einem Konzentrationslager, Folter, Katastrophen, andauernde lebensbedrohliche Situationen (als Geisel, langandauernde Gefangenschaft mit drohender Todesgefahr). Eine posttraumatische Belastungsstörung (F43.1) kann dieser Form der Persönlichkeitsstörung vorangehen. Sie wird dann als eine chronische, irreversible Folge von Belastung angesehen. Eine andauernde Persönlichkeitsstörung kann sich auch ohne vorangegangene posttraumatische Belastungsstörung entwickeln." (ICD-10 1993, S. 234)

Die ICD-10-Kriterien einer andauernden Persönlichkeitsänderung nach Extrembelastung sind in Tabelle 2-4 aufgeführt.

ICD-10: Andauernde Persönlichkeitsänderung nach Extrembelastung **Tab. 2-4**

„Die Persönlichkeitsänderung muss andauernd sein und sich in unflexiblem und unangepasstem Verhalten äußern, das zu Beeinträchtigungen in den zwischenmenschlichen, sozialen und beruflichen Beziehungen führt. Die Persönlichkeitsänderung sollte fremdanamnestisch bestätigt werden. Zur Diagnosenstellung müssen folgende, bei dem Betreffenden zuvor nicht beobachtete Merkmale vorliegen:

1. Eine feindliche oder misstrauische Haltung der Welt gegenüber.
2. Sozialer Rückzug.
3. Gefühle der Leere und Hoffnungslosigkeit.
4. Ein chronisches Gefühl von Nervosität wie bei ständigem Bedrohtsein.
5. Entfremdung.

Die Persönlichkeitsänderung muss über mindestens 2 Jahre bestehen und nicht auf eine vorher bestehende Persönlichkeitsstörung oder auf eine andere psychische Störung außer einer posttraumatischen Belastungsstörung (F43.1) zurückzuführen sein. Eine schwere Schädigung oder Krankheit des Gehirns, die gleiche klinische Bilder verursachen können, muss ausgeschlossen werden."

3 Epidemiologie und Komorbidität der Posttraumatischen Belastungsstörung

T. Siol, G. Flatten, W. Wöller

3.1 Einführung

Die epidemiologischen Befunde unterstreichen, dass traumatische Ereignisse nicht als Ausnahme- oder Randerscheinung angesehen werden können: Allein bei Naturkatastrophen wurden zwischen 1967 und 1991 weltweit sieben Millionen Menschen getötet (McFarlane u. deGirolamo 1996). Es bestehen jedoch erhebliche Unterschiede zwischen verschiedenen Regionen: In den Entwicklungsländern waren jährlich 117 Millionen Menschen von kriegerischen Konflikten oder Bedrohungen durch Naturereignisse betroffen, in den Industrienationen hingegen lediglich 700 000. Die Schätzungen bezüglich der Todesfälle in Kriegen und bewaffneten Auseinandersetzungen seit dem Zweiten Weltkrieg schwanken zwischen 21,8 und 40 Millionen Opfern (McFarlane u. deGirolamo 1996). Nur zwei der insgesamt 127 Kriege zwischen 1945 und 1991 betrafen industrialisierte Staaten. Kriege und politisch motivierte Gewalt führen neben den direkten Auswirkungen auch zu einer Traumatisierung von Menschen, die den Kämpfen zu entfliehen versuchen. 1993 gab es mehr als 40 Millionen Flüchtlinge bei drastisch steigender Tendenz (Toole u. Waldham 1993). Auch die Häufigkeit personaler Traumata (wie Vergewaltigungen und andere Gewaltverbrechen, Missbrauch oder Unfallereignisse) variiert je nach kulturellen und sozialen Bedingungen stark. In einer deutschen Untersuchung an Jugendlichen im Alter von 14–24 Jahren waren 9,7 % der Befragten Opfer körperlicher Gewalt geworden, 7,8 % hatten schwere Unfälle erlitten, 2,1 %

einen sexuellen Missbrauch und 1,2 % eine Vergewaltigung; insgesamt hatten 17 % ein traumatisches Ereignis nach den DSM-IV-Kriterien A1 und A2 erlebt (Perkonigg et al. 2000).

Nicht zuletzt aufgrund der Tatsache, dass nur eine Minderzahl der Betroffenen das typische Bild einer Posttraumatischen Belastungsstörung entwickelt, scheint es erforderlich, Fähigkeiten zur Anpassung und Bewältigung besonders zu berücksichtigen. Dies bedeutet vor allem, neben den objektiven Ereignismerkmalen (Schwere, Dauer etc.) in besonderer Weise die subjektive Bedeutung des erlittenen Traumas für das Individuum zu beachten, was hohe Anforderungen an die Forschungsmethodik stellt (vgl. Karam et al. 1996). Es liegt auf der Hand, dass der kulturelle, teilweise sogar der subkulturelle Rahmen, welcher Identitätsgefühl und Selbstkonzept prägt, auch die Reaktion auf traumatische Erfahrungen mitbestimmt, was in den bisherigen epidemiologischen Untersuchungen noch nicht gebührend in Betracht gezogen wurde (s. Tab. 3-1). Wie Meichenbaum (1994) zusammenfasst, wird die psychische Verarbeitung des Traumas vor allem durch folgende Faktoren beeinflusst:

Tab. 3-1 Faktoren bei der Bearbeitung des Traumas

- Merkmale des Ereignisses
- Charakteristika der individuellen Bewältigung bzw. der Bewältigung durch die Gruppe
- prätraumatische Variablen
- posttraumatische begünstigende oder beeinträchtigende Bedingungen

Aus epidemiologischer Perspektive stellt des Weiteren die Frage der Komorbidität eine besondere Herausforderung dar (McFarlane u. Papay 1992). Einerseits wird in den Klassifikationssystemen – in betonter Abgrenzung von anderen psychischen Störungen – der kausale Zusammenhang zwischen dem äußeren Ereignis und der PTSD-Symptomatik hervorgehoben und die Rolle der individuellen Vulnerabilität vergleichsweise vernachlässigt. Andererseits zeigen die hohen Komorbiditätsraten mit depressiven, Panik- und generalisierten Angststörungen von bis zu 80 %, dass traumatische Ereignisse keineswegs nur PTSD, sondern auch eine Reihe anderer Syndrome zur Folge haben können. Eine streng spezifische Verknüpfung von extrem belastenden Lebensereignissen mit den typischen PTSD-Symptomen scheint demnach nicht zu bestehen.

Wie bereits angedeutet, kommt hier wiederum der Art des Traumas möglicherweise eine Bedeutung zu: Akute, umschriebene Ereignisse führen eher zur typischen PTSD, während kumulative Traumata häufiger auch andere psychische Störungen zur Folge haben. Zudem gibt es Hinweise, dass relativ übliche belastende Ereignisse (z.B. Verlust naher Angehöriger) eine engere Verknüpfung mit den PTSD-Kernsymptomen aufweisen als außergewöhnliche Traumata (Solomon u. Canino 1990). Gegen die Berücksichtigung solcher „alltäglicher" Erfahrungen wird argumentiert, dass in diesen Fällen die individuelle Vulnerabilität ätiologisch wesentlich entscheidender ist als die objektiven Merkmale des Geschehens und dass dies eine unzulässige Ausweitung des Traumabegriffs bedeuten würde. In der Untersuchung von Kessler et al. (1995) erhöhte sich die Prävalenzrate für PTSD allerdings lediglich von 7,8 auf 8,4 %, wenn als Stressoren sämtliche Ereignisse berücksichtigt wurden, die intrusive Erinnerungen zur Folge hatten. Die folgende Darstellung der epidemiologischen Befunde bezieht sich auf den Kernbereich der Posttraumatischen Belastungsstörung, nicht auf die Erörterung der Traumastörungen insgesamt.

3.2 Risikofaktoren

In ihrer Übersichtsarbeit berichtet Green (1994), dass bis zu drei Viertel der Allgemeinbevölkerung in den USA ein Ereignis erlebt haben, das dem Stressorkriterium des DSM entspricht. Etwa ein Viertel der Betroffenen entwickelt das Vollbild der Posttraumatischen Belastungsstörung, wobei die höchste Inzidenz übereinstimmend für Vergewaltigungen angegeben wird. Wie näher in Kapitel 3.4 ausgeführt, kommt es bei etwa einem Drittel bis zur Hälfte der Personen mit PTSD-Symptomatik – zum Teil trotz Behandlung – zu einer langjährigen Chronifizierung.

Eine Zusammenfassung objektiver, subjektiver und individueller Risikofaktoren für das Auftreten von PTSD bieten die Tabellen 3-2, 3-3 und 3-4 (Meichenbaum 1994; Green 1994):

Objektive Risikofaktoren   **Tab. 3-2**

- Art, Intensität und Dauer des traumatischen Ereignisses
- wiederholtes Ausgesetztsein
- Ausmaß der physischen Verletzung
- durch Menschen verursachte Traumatisierung (Verbrechen, Unfälle)
- Intentionalität
- Irreversibilität der erlittenen Verluste
- Höhe der materiellen Schädigung
- ständiges Erinnertwerden an das Geschehen (Triggerung)

Tab. 3-3   Subjektive Risikofaktoren

- unerwartetes Eintreten des traumatischen Ereignisses
- geringer Grad der eigenen Kontrolle über das Geschehen
- Schulderleben
- Ausbleiben fremder Hilfe

Tab. 3-4   Individuelle Risikofaktoren

- jugendliches oder hohes Lebensalter
- Zugehörigkeit zu einer sozialen Randgruppe
- niedriger sozioökonomischer Status
- mangelnde soziale Unterstützung
- psychische oder körperliche Vorerkrankungen
- familiäre Vorbelastung mit traumatischen Erfahrungen

Diese Aufzählungen können dem Gegenstand entsprechend weder vollständig noch verbindlich sein. So ist zum Beispiel klinisch zu beobachten, dass traumatische Ereignisse in der Familienanamnese durchaus eine gewisse protektive Wirkung entfalten können, indem sie individuelle Bewältigungsressourcen mobilisieren. Wie Yehuda und McFarlane (1995) betonen, ist das traumatische Ereignis als solches zwar als notwendige, nicht aber als hinreichende Bedingung für das Auftreten einer Posttraumatischen Belastungsstörung anzusehen; die Entwicklung einer PTSD nach einem Trauma scheint den bisher vorliegenden Erkenntnissen zufolge in den meisten Fällen eher die Ausnahme als die Regel zu sein.

Dabei ist zu beachten, dass in einer Vielzahl der Fälle nach einem Trauma zwar nicht das Vollbild einer Posttraumatischen Belastungsstörung auftritt, wie sie in den Klassifikationssystemen beschrieben ist, wohl aber eine klinisch relevante Beeinträchtigung im Sinne einer partiellen PTSD (Weiss et al. 1992). In einer Stichprobe aus der Allgemeinbevölkerung fand sich eine PTSD bei 1,2 % der Männer und 2,7 % der Frauen, partielle Störungsbilder waren bei 3,4 % der Frauen und 0,3 % der Männer zu diagnostizieren (Stein et al. 1997).

3.3   Epidemiologische Feldstudien

Verlässliche epidemiologische Untersuchungen in der Allgemeinbevölkerung wie in klinischen Populationen liegen erst seit der Operationalisierung der diagnostischen Kriterien für die Posttraumatische Belastungsstörung im DSM-III (APA 1980) vor. Dennoch sind auch die neueren Befunde nur eingeschränkt vergleich- und generalisierbar, da die Untersuchungsmethodik (Fragebogen oder klinisches Interview; Auswahl des diagnostischen Instrumentariums; erforderliche Schwere des Traumas; Festlegen eines *Cut-off-Wertes* für eine positive Diagnose; Auswahl der Population u.v.a.) sowie die zugrunde liegenden theoretischen Konzepte erheblich variierten.

Im Rahmen der *Epidemiologic Catchment Area Survey* fanden Helzer und Mitarbeiter (1987) in St. Louis Lebenszeitprävalenzraten von 0,5 % bei Männern und 1,3 % bei Frauen; etwa 15 % hatten jedoch nach traumatischen Ereignissen unter Symptomen gelitten, die nicht den strengen PTSD-Kriterien entsprachen. Diese Studie wurde unter anderem deshalb kritisiert, weil das angewandte diagnostische Instrumentarium keine genügende Sensitivität aufwies (Bengel u. Landji 1996). Eine zweite Untersuchung an derselben Population beschrieb eine Gesamtprävalenz von 1,35 % (Cottler et al. 1992). Ein Schwerpunkt lag auf der Betrachtung der Assoziation von PTSD und Substanzmissbrauch; Kokain- und Opiatabhängige berichteten dreimal häufiger als die Normalbevölkerung von traumatischen Erlebnissen.

Ähnliche Ergebnisse erbrachte eine Studie von Davidson und Mitarbeitern (1991); die Lebenszeitprävalenz lag bei 1,3 %, für die zurückliegenden sechs Monate bei 0,44 %. Auffällig war, dass PTSD-Patienten signifikant häufiger von Arbeitsplatzwechseln, psychischen Erkrankungen in der Familie, Armut der Eltern, sexuellem Missbrauch und Trennung der Eltern vor dem 10. Lebensjahr betroffen waren. Shore et al. (1989) fanden in Zufallsstichproben aus der Allgemeinbevölkerung ebenfalls eine PTSD-Häufigkeit von etwa 1,5 %.

In Detroit untersuchten Breslau et al. (1991) über 1000 Erwachsene im Alter von 21–30 Jahren, von denen 39 % ein traumatisches Ereignis erlebt hatten. 23 % der Betroffenen (30,7 % der Frauen und 14 % der Männer mit einer Traumatisierung) entwickelten eine PTSD, die Lebenszeit-Prävalenzrate lag insgesamt bei 9,2 % (Frauen 11,3 %, Männer 6 %). Norris (1992) befragte in den Südstaaten der USA 1000 nicht streng nach Zufallskriterien ausgesuchte Erwachsene, von denen 69 % von traumatischen Erfahrungen berichteten, alleine 21 % der entsprechenden Ereignisse hatten sich im Jahr vor der Untersuchung ereignet. Das häufigste traumatische Ereignis war das Miterleben eines tragischen Todesfalls. Die Prävalenz posttraumatischer Symptome war bei Opfern sexueller Übergriffe besonders hoch, wohingegen Verkehrsunfälle meist ohne psychische Folgen blieben. Männer schwarzer Hautfarbe waren dem höchsten Risiko ausgesetzt, traumatische Erfahrungen zu machen; insgesamt schienen PTSD häufiger bei jungen Personen vorzuliegen. Mittels Telefoninterview fanden Resnick et al. (1993) eine Lebenszeitprävalenzrate von

12,3 % der befragten Frauen. Die Autoren mutmaßten, dass die Anonymität des Telefongesprächs es den Frauen erleichterte, von sonst verschwiegenen Traumata zu berichten.

Im Rahmen der *National Comorbidity Survey* untersuchten Kessler und Mitarbeiter (1995) in den USA knapp 6000 Personen hinsichtlich Punkt- und Lebenszeitprävalenz posttraumatischer Störungen mit einem einstündigen strukturierten klinischen Interview (Composite International Clinical Interview, CIDI). Die häufigsten Ursachen für PTSD waren bei Frauen Vergewaltigung und sexuelle Belästigung, bei Männern Kriegserfahrungen und Beobachten von Tod oder Verletzungen anderer. 51,2 % der Frauen und 60,7 % der Männer hatten ein Ereignis erlebt, welches das Stressor-Kriterium des DSM-IV erfüllte, und weitere 17 % der männlichen Population litten unter intrusiven Erinnerungen, ohne dass das Geschehnis der dort genannten Definition entsprach. Ferner bestanden signifikante Geschlechtsunterschiede bezüglich der Konfrontation mit verschiedenen Ereignissen: 25 % der Männer gegenüber knapp 14 % der Frauen hatten einen Unfall erlebt; mehr als 9 % der Frauen, aber nur 0,7 % der Männer waren vergewaltigt worden. Die Wahrscheinlichkeit, nach einem Ereignis unter PTSD-Symptomen zu leiden, lag zwischen 10,7 % bei den einen Todesfall oder schwere Verletzungen von anderen miterlebenden Männern und 48,4 % bei den weiblichen Vergewaltigungsopfern. Das Risiko einer PTSD nach einem Trauma (ohne Berücksichtigung der relativen Schwere) war bei Frauen doppelt so hoch wie bei den Männern. Die Prävalenzrate lag, bezogen auf die gesamte Lebenszeit, bei 7,8 % (Frauen 10,4 %, Männer 5,0 %), bezüglich des vorangegangenen Monats bei 2,8 %.

Breslau et al. (1998) beschrieben in einer Telefoninterview-Studie mit 2181 Personen im Alter von 18–45 Jahren, dass knapp 90 % aller Befragten mindestens ein Trauma erlitten hatten, welches das Kriterium A1 des DSM-IV erfüllte. Die Wahrscheinlichkeit, nach einem solchen Ereignis eine PTSD zu entwickeln, lag bei 9,2 %. Die Lebenszeitprävalenz für eine PTSD betrug bei Frauen 13 %, bei Männern 6,2 %. Epidemiologische Untersuchungen an Allgemeinpopulationen außerhalb der USA sind rar. Studien aus Island (Lindal u. Stefansson 1993) und Hongkong (Chen et al. 1993) gaben sehr niedrige Prävalenzraten (um 0,6 %) an.

Perkonigg et al. (2000) fanden in einer repräsentativen Stichprobe von 14- bis 24-Jährigen in Bayern eine PTSD-Lebenszeitprävalenz von 1,3 % (2,2 % bei Frauen und 0,4 % bei Männern). 25,5 % der männlichen und 17,7 % der weiblichen Befragten hatten mindestens ein gemäß DSM-IV-Definition relevantes traumatisches Ereignis erlitten. Sowohl das Risiko, mit einem solchen Ereignis konfrontiert zu werden, als auch die Wahrscheinlichkeit, eine PTSD zu entwickeln, war für Frauen, Großstadtbewohner und Angehörige niedriger sozialer Schichten erhöht. Die Autoren führen aus, dass ein direkter Vergleich mit Ergebnissen anderer Studien wegen der zugrunde liegenden, strengen DSM-IV-Kriterien für die Diagnosevergabe nur begrenzt möglich sei. Die relativ niedrige Prävalenzrate, so Perkonigg et al., erkläre sich zum einen aus dem jungen Alter der Stichprobe, aber auch aus der Tatsache, dass von traumatischen Ereignissen (Naturkatastrophen, Kriegserfahrungen, aber auch Gewaltverbrechen) im Vergleich zu den amerikanischen Untersuchungen in Deutschland wesentlich seltener berichtet wird. Das Risiko, nach einem Trauma eine Posttraumatische Belastungsstörung zu entwickeln, entsprach jedoch dem der US-Studien.

Tabelle 3-5 fasst die Prävalenzraten der wichtigsten vorliegenden Feldstudien zusammen:

Prävalenzraten der wichtigsten Feldstudien   **Tab. 3-5**

Autoren	Jahr	Land	Lebenszeitprävalenz
Helzer et al.	1987	USA	1,0 %
Shore et al.	1989	USA	1,5 %
Davidson et al.	1991	USA	1,3 %
Breslau et al.	1991	USA	9,2 %
Cottler et al.	1992	USA	1,4 %
Resnick et al.	1993	USA	12,3 % (nur ♀)
Lindal u. Stefansson	1993	Island	0,6 %
Chen et al.	1993	Hongkong	0,6 %
Kessler et al.	1995	USA	7,8 %
Breslau et al.	1998	USA	♀ 13,0 %, ♂ 6,2 %
Perkonigg et al.	2000	Deutschland	1,3 % (14–24 Jahre)

Die neueren Studien (v.a. Kessler et al. 1995) deuten darauf hin, dass zumindest in den USA auch mit eng gefassten Diagnosekriterien höhere PTSD-Prävalenzen vorliegen, als die ersten Felduntersuchungen zunächst zu erfassen schienen.

3.4   Chronifizierung

Eine Reihe von Untersuchungen (Helzer et al. 1987; McFarlane 1988a; Shore et al. 1989) belegten, dass bei einer Symptomdauer von mehr als drei bis sechs Monaten das Risiko einer Chronifizierung sehr hoch ist. Bei 57 % der PTSD-Fälle in der Studie von Breslau und Davis (1992) persistierten die Symptome für mehr als ein Jahr. Kessler et al. (1995) fanden einen Rückgang der Beschwerden bei einem Großteil der PTSD-Betroffenen innerhalb des ersten Jahres; die durchschnittliche Symptomdauer war mit 36 Monaten deutlich niedriger bei den Personen, die professionelle Hilfe in Anspruch genommen hatten, gegenüber 64 Monaten bei denen, die sich nicht in Behandlung begeben hatten. Die Autoren betonen jedoch, dass dies nicht als sicherer Beleg für die Effektivität der Therapie angesehen werden kann, da Selektionskriterien und mögliche Einflüsse auf das Erinnern von Symptomen in dieser retrospektiven Befragung nicht kontrolliert werden konnten. Die Wahrscheinlichkeit einer Remission ohne therapeutische Unterstützung nach zwei Jahren wurde mit etwa 50 % angegeben. Mehr als ein Drittel der PTSD-Patienten litt allerdings auch nach vielen Jahren noch unter Symptomen – unabhängig davon, ob sie behandelt worden waren oder nicht.

3.5   Prävalenz nach spezifischen Traumata

3.5.1   Vergewaltigung

Zwischen 5 und 22 % der Frauen in den USA haben Vergewaltigungen erlitten, wie Foa et al. (1993b) berichten. Dabei ist die Angabe der Inzidenz stark von der Definition des Begriffs Vergewaltigung beeinflusst und schwankt daher erheblich. Die Täter stammen in der Mehrzahl der Fälle aus dem Familien- oder Bekanntenkreis (Hartmann u. Burgess 1993). Nahezu alle epidemiologischen Untersuchungen bestätigen, dass die Lebenszeitprävalenz von Posttraumatischen Belastungsstörungen nach Vergewaltigungen im Vergleich zu allen anderen Traumata am höchsten ist: Breslau et al. (1991) fanden bei 80 %, Resnick und Mitarbeiter (1993) bei 57 % der Opfer eine PTSD. Das Ausmaß der erlebten Brutalität und der erlittenen physischen Verletzungen sowie eine eventuelle Vorgeschichte sexueller Traumatisierung erhöhen das Risiko, eine ausgeprägte PTSD zu entwickeln (Acierno et al. 1999). Bei jungen Frauen (weit über die Hälfte der Betroffenen ist jünger als 18 Jahre) scheinen eher akute Reaktionen, bei älteren protrahierte Verläufe zu überwiegen

(Hartmann u. Burgess 1993). Vergewaltigungsopfer stellen möglicherweise die größte Einzelgruppe innerhalb der PTSD-Patienten (Meichenbaum 1994).

3.5.2 Andere Gewaltverbrechen

McFarlane und deGirolamo (1996) fassen in ihrem Übersichtsartikel 21 Studien über die psychischen Folgen bei den Opfern unterschiedlicher Gewaltverbrechen zusammen. Nur in drei Untersuchungen lag die Prävalenzrate für Posttraumatische Belastungsstörungen unter 25 %. Das Ausmaß der erlebten Bedrohung sowie der erlittenen physischen Verletzungen korrelierte in der Regel signifikant mit der Häufigkeit und der Schwere von PTSD-Symptomen. Dabei erscheint bemerkenswert, dass Retraumatisierungen häufig sind; ein Großteil der Opfer hat mehr als ein Verbrechen erlitten (Resnick u. Kilpatrick 1994).

3.5.3 Holocaust-Überlebende

Die Folgen der extremen Traumatisierung von Überlebenden des Holocaust wurden in zahlreichen Studien dokumentiert und als *survivor syndrome* bezeichnet. Es fanden sich neben chronischer Angst und depressiv-dysphorischen Reaktionen mit Schuld- und Schamgefühlen (*survivor guilt*) häufig auch psychosomatische Symptome, Hypervigilanz, Beeinträchtigungen der Gedächtnisfunktionen sowie bleibende Persönlichkeitsveränderungen (Krystal u. Danieli 1994). In einigen Untersuchungen wurden erhebliche psychische Folgen bei über 99 % der Befragten erhoben (Hoppe 1968; Eitinger 1971). In jüngerer Zeit wurde jedoch vermehrt Kritik an unzulässigen Generalisierungen dieser Befunde geäußert (Yehuda u. Giller 1994), da die meisten Studien ein methodisch mangelhaftes Design aufwiesen und die oft außergewöhnlich hohen Bewältigungskapazitäten der Überlebenden zu wenig beachtet wurden. Harel und Mitarbeiter (1993) betonen ebenso, dass Holocaust-Überlebende und ihre Nachkommen keinesfalls als eine homogene Gruppe (oder gar als „pathologische Entität") angesehen werden dürfen und dass soziale Ressourcen bei der Bewältigung eine nicht unerhebliche Rolle spielen (Keilson 1979).

3.5.4 Kriegstraumata und politische Verfolgung

Auch hier variieren die Prävalenzraten am Beispiel der Vietnam-Veteranen in Abhängigkeit von Stichprobengröße, -zusammensetzung, Beurteilungsintervall und Untersuchungsinstrumenten zwischen 2 % und 70 %; methodisch verlässliche Untersuchungen berichten von Punktprävalenzraten um 15 % für PTSD und zusätzlichen 11 % für partielles PTSD 20 Jahre nach dem Krieg (McFarlane u. deGirolamo 1996). Besonders hoch war das Risiko bei Soldatinnen und Soldaten mit einer Vorgeschichte sexuellen Missbrauchs (Zaidi u. Foy 1994). Bei den Soldaten des Golfkriegs lagen die PTSD-Prävalenzraten zwischen 3 und 50 % (Wolfe u. Proctor 1996). Karam et al. (1996) fanden bei 11–22 % (in Abhängigkeit von der exakten Operationalisierung der DSM-Kriterien) der schwer beeinträchtigten Zivilisten im Libanon Posttraumatische Belastungsstörungen.

Bei Kriegs- und politischen Gefangenen werden übereinstimmend hohe PTSD-Prävalenzraten von 50–70 % angegeben (Neria et al. 2000). Ähnliches scheint für politische Flüchtlinge zu gelten (Kinzie et al. 1990; Ramsay et al. 1993).

3.5.5   Technische Katastrophen und Naturkatastrophen

Wie bereits einleitend dargelegt, sind die Entwicklungsländer sowohl bezüglich der Häufigkeit als auch des Ausmaßes um ein Vielfaches stärker betroffen als die Industrienationen. McFarlane und deGirolamo (1996) fassen 15 Studien (davon alleine neun aus den USA) aus diesem Bereich zusammen. Die Prävalenzraten schwanken zwischen 3,6 % nach dem St. Helens-Vulkanausbruch (Shore et al. 1989), 16 % bei Feuerwehrmännern nach Flächenbränden in Australien (McFarlane 1988b) und 59 % nach dem Dammbruch am Buffalo Creek (Green et al. 1992). Die weite Streuung erklärt sich zum einen aus der Heterogenität der auslösenden Ereignisse, zum anderen aus den unterschiedlichen diagnostischen Kriterien und methodischen Vorgehensweisen. Ein Großteil der Symptome scheint den vorliegenden Studienergebnissen zufolge nach 16 Monaten abgeklungen zu sein (Solomon u. Green 1992).

Rubonis und Bickman (1991) fassten die Untersuchungen nach 52 technischen und Naturkatastrophen zusammen und beobachteten einen Anstieg von 17 % hinsichtlich der Morbidität an psychischen Störungen. Etwa 25 % der betroffenen Bevölkerung zeigen keinerlei Beeinträchtigung, während bei 75 % mit Symptomen im Sinne einer Akuten Belastungsreaktion zu rechnen ist, die in der Regel nur wenige Stunden anhält. Weniger als 25 % weisen länger andauernde Beeinträchtigungen auf, die bei etwa der Hälfte der Betroffenen nach ca. drei Monaten weitgehend abklingt; allerdings tritt bei einem geringen Prozentsatz die Symptomatik erst mit einer zum Teil mehrmonatigen Verzögerung auf (Meichenbaum 1994).

3.5.6   Verkehrsunfälle

In einem Übersichtsartikel berichteten Kuch und Mitarbeiter (1996) über verschiedene Studien zu Posttraumatischen Belastungsstörungen bei Opfern von Verkehrsunfällen und errechneten eine Ein-Jahres-Prävalenz von etwa zehn Prozent. Der Anteil kürzer andauernder PTSD und Akuter Belastungsreaktionen ist jedoch nach übereinstimmenden Untersuchungsergebnissen wesentlich höher: So fanden Blanchard et al. (1995; 1997) bei knapp 40 % der Unfallopfer eine den DSM-Kriterien entsprechende PTSD-Symptomatik sowie bei etwa 30 % subsyndromale Formen. Die Hälfte der PTSD remittierte innerhalb von 6 Monaten zumindest partiell, zwei Drittel innerhalb eines Jahres. Schnyder et al. (2000) diagnostizierten bei Unfallpatienten in der Frühphase (ca. 14 Tage) nach dem Ereignis in 4,1 % das Vollbild einer Posttraumatischen Belastungsstörung und bei 19,9 % subsyndromale Ausprägungen; in einer deutschen Untersuchung von Frommberger et al. (1998) lag die PTSD-Prävalenz sechs Monate nach dem Unfall bei 18 %, für subsyndromale Formen bei 28 %.

3.5.7   Körperliche Erkrankungen und medizinische Behandlung

In jüngster Zeit wurde posttraumatischen Symptomen im Zusammenhang mit primär körperlichen Erkrankungen wie z. B. HIV-Infektion, Malignomen, Herzinfarkt oder invasiven diagnostischen Methoden (Koronarangiographie) vermehrt Aufmerksamkeit geschenkt (Shalev et al. 1993c; Hamner 1994; Pelcovitz et al. 1996). Nach klinischen Beobachtungen scheinen PTSD in der Folge organischer Erkrankungen weit verbreitet zu sein (Mayou u. Smith 1997). Ladwig et al. (1994) fanden bei Herzinfarktpatienten sechs Monate nach dem Ereignis in 13,3 % der Fälle schwere und in 22,5 % mittelgradige depressive Störungen. Bei bis zu 44 % der Karzinompatienten wurden hohe Intrusionslevel beschrieben (Tjemsland et al. 1996), andere Studien beobachteten PTSD bei 5–20 % der Krebserkrankten (Cordova et al. 1995; Alter et al. 1996; Andrykowski et al. 2000). Die Fallzahlen und Methodik der meisten Studien lassen jedoch keine generalisierbaren Aussagen zur Prävalenz zu.

3.5.8   Traumatisierung von Helfern

Seit Beginn der achtziger Jahre wurde den Folgen traumatischer Ereignisse bzw. des Umgangs mit Traumaopfern vermehrt Beachtung geschenkt. Es wurde deutlich, dass professionelle Helfer durch die sekundäre – wie z. B.

Therapeuten in Trauma-Behandlungszentren –, aber auch durch direkte Traumaexposition – wie z. B. Polizisten oder Rettungsdienstpersonal – in erheblicher Weise belastet sind und dem Risiko unterliegen, selbst eine Posttraumatische Belastungsstörung zu entwickeln. Bei Feuerwehrleuten fanden sich PTSD-Punktprävalenzen zwischen 5 und 21 % (McFarlane et al. 1994; Teegen et al. 1997; Wagner et al. 1998) sowie bei ca. 10–20 % der Rettungsassistenten (Stamm 1997; Grevin 1996) und 5–7 % der Polizisten (Carlier et al. 1997; Teegen et al. 1997). Wesentlich häufiger waren zudem klinisch relevante subsyndromale Störungsbilder.

3.5.9 Folgen früher Traumatisierung

Traumatische Erfahrungen im Kindes- und Jugendalter haben in unvergleichlich stärkerem Maße als bei Erwachsenen Auswirkungen auf die Persönlichkeitsentwicklung. Sie beeinflussen in häufig extremer Weise das Gefühl persönlicher Sicherheit und Integrität, der Beziehungsmuster und der Erwartungen an die Umwelt, und sie prägen die Entwicklung des betroffenen Kindes in emotionaler, intellektueller, verhaltensbezogener und biologisch-somatischer Hinsicht (s. Tab. 3-6). Die Folgen traumatischen Erlebens in der Kindheit sind dementsprechend vielgestaltig und umfassen – wie bereits in Kapitel 2.3 ausführlich dargestellt – weit mehr als die hier behandelten Kernsymptome der PTSD.

Die Vorbemerkungen weisen bereits auf die besondere Schwierigkeit hin, epidemiologische Daten über Prävalenz und Folgen früher Traumatisierungen zu gewinnen, nicht zuletzt aufgrund der häufig mangelhaften Definition des Traumabegriffs. So wird – in Anlehnung an Engfer (1997) – unterschieden zwischen:

Tab. 3-6   Formen von Gewaltanwendung gegen Kinder (in Anlehnung an Engfer 1997)

Vernachlässigung: unzureichende Ernährung, Pflege, Förderung, gesundheitliche Versorgung, Beaufsichtigung oder mangelnder Schutz vor Gefahren

Misshandlung: unterschieden nach körperlicher und psychischer Misshandlung/emotionalem Missbrauch

Sexuelle Traumatisierung: Beteiligung noch nicht ausgereifter Kinder und Jugendlicher an sexuellen Aktivitäten, denen sie nicht verantwortlich zustimmen können. Dabei benutzen Erwachsene (oder ältere Jugendliche) Kinder zur eigenen sexuellen Stimulation und missbrauchen das vorhandene Macht- oder Kompetenzgefälle zum Schaden des Kindes.

Insbesondere bezüglich der sexuellen Traumatisierung schwanken die Prävalenzangaben in den vorliegenden Studien stark; Untersuchungen in den USA beschrieben Häufigkeiten zwischen 5 und 62 % (Wenninger 1997). Diese Diskrepanzen sind unter anderem auf Differenzen bei der Strenge der Definition von sexueller Traumatisierung und bei den angelegten Alterskriterien sowie auf Unterschiede zwischen den Untersuchungsstichproben und beim methodischen Vorgehen zurückzuführen. In Deutschland wurden nach polizeilicher Kriminalstatistik zwischen 1965 und 1995 jährlich zwischen 10 417 und 17 630 Fälle von sexueller Traumatisierung/sexuellem Missbrauch nach §176 StGB zur Anzeige gebracht (Engfer 1997; Wenninger 1997). Hierbei handelt es sich um sehr unterschiedliche Straftatbestände, die überwiegend von Fremdtätern begangen wurden, während übereinstimmend angenommen wird, dass ein Großteil sexueller Misshandlungen von Bekannten oder Angehörigen verübt wird. Elliger und Schötensack (1991) fanden bei ihrer Befragung von über 1000 Schülern in Süddeutschland eine Prävalenzrate für sexuelle Übergriffe vor dem 14. Lebensjahr von 9,7 % bei Mädchen und 3,9 % bei Jungen. Perkonigg et al. (2000) berichten in einer repräsentativen deutschen Stichprobe Adoleszenter über sexuelle Traumatisierungen bei 3,8 % der Mädchen und 0,3 % der Jungen.

20–50 % der Opfer sexueller Traumatisierung zeigen keine akuten Symptome (Finkelhor 1990). Dies scheint vor allem bei kürzeren oder weniger bedrohlichen Traumatisierungen und bei guter psychosozialer Unterstützung in der Familie der Fall zu sein. Sexuelle Misshandlung ist oft nicht der einzige traumatisierende Faktor, da dieser häufig von psychischen Störungen bei den Eltern, Substanzmissbrauch, mangelnder Zuwendung und ehelicher Gewalt begleitet ist (Mullen et al. 1994). Finkelhor und Dziuba-Leatherman (1994) veranschlagen für sexuell traumatisierte Kinder eine vierfach erhöhte Morbidität an psychischen Erkrankungen und ein dreifaches Risiko für Alkohol- oder Drogenmissbrauch. Sie vermuten, dass etwa 8 % aller psychiatrischen Fälle auf frühe sexuelle Traumatisierung zurückzuführen sind. In einer klinischen Stichprobe von 947 stationären psychiatrischen Patienten fanden Brown und Anderson (1991) bei 9 % eine sexuelle Traumatisierung und bei weiteren 3 % zusätzliche körperliche Misshandlungen während der Kindheit.

Die Befunde bezüglich der Prävalenzraten für PTSD bei Erwachsenen nach sexueller Traumatisierung im Kindesalter sind nicht einheitlich; die meisten Studien beziehen sich auf klinische Stichproben und berichten dementsprechend hohe Punktprävalenzraten von bis zu 90 % (Rodriguez et al. 1997). In einer methodisch differenzierten Untersuchung an einer repräsentativen Stichprobe von Frauen in den USA lag die PTSD-Lebenszeitprävalenz nach (telefonisch berichteter) Vergewaltigung im Kindesalter bei 26 %, die Punktprävalenz bei 17 % (Epstein et al. 1997); gleichzeitig wurde deutlich, dass selbst bei einem extrem traumatisierenden Verbrechen, wie einer Vergewaltigung, spezifische Merkmale des Geschehens (wie erlebte Lebensbedrohung oder Zufügen einer körperlichen Verletzung) das Risiko, im Erwachsenenalter eine Posttraumatische Belastungsstörung zu entwickeln, in erheblicher Weise mit prägen.

Egle et al. (1997) legen dar, dass im Rahmen einer notwendigen, zunehmenden Enttabuisierung der Missbrauchsdiskussion auch in wissenschaftlichen Untersuchungen die Neigung besteht, die sexuelle Traumatisierung in ihrer pathogenetischen Bedeutung überzubewerten. Mit Ausnahme der (relativ seltenen) Fälle extremer Traumatisierung stellt diese zwar zweifellos einen Risikofaktor dar, der für sich alleine die Wahrscheinlichkeit einer späteren psychischen Erkrankung jedoch noch nicht erhöht. Vielmehr gilt es, das komplexe Zusammenspiel von belastenden Momenten und protektiven Faktoren (wie z.B. gute Beziehung zu einer Betreuungsperson, Möglichkeiten kompensatorischer Beziehungen, soziale Förderung, sicheres Bindungsverhalten, überdurchschnittliche Intelligenz, verlässlich unterstützende Bezugspersonen im Erwachsenenalter etc.) zu berücksichtigen, was bei den meisten der bislang vorliegenden Studien nicht geschehen ist. Gleichwohl wird übereinstimmend hervorgehoben, dass Extremformen früher sexueller Traumatisierung häufig besonders schwer wiegende seelische Schädigungen nach sich ziehen (Gast 1997).

3.6 Komorbidität

Fast alle vorliegenden Untersuchungen berichten übereinstimmend von hohen Komorbiditätsraten mit anderen psychischen Störungen zwischen 62 % (Davidson et al. 1991) und 92 % (Shore et al. 1989; Yehuda u. McFarlane 1995); in den Studien von Breslau et al. (1991) sowie Helzer et al. (1987) war bei etwa 80 % der Befragten mit PTSD mindestens eine weitere psychiatrische Diagnose zu stellen. In der großen Feldstudie von Kessler und Mitarbeitern (1995) wurden diese Befunde bestätigt: Bei 88,3 % der Männer und 79,3 % der Frauen wurden neben PTSD weitere DSM-III-R-Diagnosen gestellt. Dabei handelte es sich vor allem um Angststörungen, depressive Episoden oder chronifizierte Depressionen (im Sinne der Dysthymie) sowie Alkohol- und Drogenabusus. PTSD ist nach extremen Ereignissen zwar die häufigste, aber fast nie die alleinige Diagnose (Green 1994). Die starke Überlappung mit Angststörungen und depressiven Erkrankungen kann nicht überraschen, wenn man berücksichtigt, dass etliche der unter den PTSD-Kriterien C und D aufgeführten Symptome (z.B. Interesseverlust, Schlaf- und Konzentrationsstörungen, Reizbarkeit, Schreckhaftigkeit) sich auch in den Symptomlisten für die genannten anderen Störungen finden. Zum Teil dürfte es sich demnach um eine Scheinkomorbidität aufgrund der sich überschneidenden operationalisierten Diagnosekriterien handeln, wenngleich eine kürzlich veröffentlichte Studie von Blanchard und Mitarbeitern (1998) nahelegt, dass es sich bei posttraumatischen Depressionen (im Sinne einer *Major Depression*) und PTSD um zwar miteinander korrelierte, aber dennoch voneinander unabhängige Störungen handelt. Tabelle 3-7 fasst die wichtigsten mit PTSD komorbiden Störungen zusammen.

PTSD und wichtige komorbide Krankheitsbilder   **Tab. 3-7**

- Angststörungen
- depressive Störungen
- somatoforme Störungen
- dissoziative Störungen
- Suchterkrankungen

Kessler et al. (1995) versuchten retrospektiv zu bestimmen, wie häufig PTSD als primäre Störungen auftreten, welche dann andere Syndrome oder Erkrankungen nach sich ziehen. Sie schätzten, dass vor allem bei Depressionen und Substanzmissbrauch PTSD in der Mehrzahl der Fälle als primär anzusehen waren, während das Verhältnis bei den Angststörungen umgekehrt zu sein schien. In einer Studie mit 801 Frauen fanden Breslau und Mitarbeiter (1997) ein gut zweifach erhöhtes Risiko, nach einer PTSD erstmalig an einer *Major Depression* zu erkranken, und ein dreifaches Risiko, einen Alkoholabusus bzw. eine Alkoholabhängigkeit zu entwickeln. Gleichzeitig war bei Frauen mit bereits zuvor bestehender *Major Depression* sowohl die Gefahr, ein traumatisches Ereignis zu erleben, als auch die Wahrscheinlichkeit, in dessen Folge eine PTSD-Symptomatik zu entwickeln, erhöht. In der deutschen Studie von Perkonigg et al. (2000) wurde bei 87,5 % der PTSD-Patienten mindestens eine weitere psychische Störung diagnostiziert. Die Autoren vermuten, dass in etwa einem Drittel der Fälle zuvor bestehende psychopathologische Faktoren zur Entstehung einer primären Vulnerabilität oder einer bestimmten Risikokonstellation beitragen (z. B. bei bekannter Alkohol- oder Substanzabhängigkeit); auch könne z. B. durch phobische oder depressive Störungen die Schwelle für das Auftreten einer Posttraumatischen Belastungsstörung nach einem entsprechenden Ereignis gesenkt werden. Gleichwohl entwickelten sich die komorbiden psychischen Störungen in der weit überwiegenden Mehrzahl der Fälle sekundär nach einer PTSD; dies gelte insbesondere für somatoforme Störungen, Agoraphobien, generalisierte Angststörungen und affektive Störungen.

Im Kontext der Diskussion um die Komorbidität ist auch die Überlegung von Interesse, ob psychische Störungen selbst zu einer sekundären PTSD führen können (McGorry et al. 1991; Shaner u. Eth 1991). Wie mittlerweile mehrere Studien aufzeigten, entwickeln bis zu 50 % der Patienten, die an einer akuten Psychose litten, später PTSD-ähnliche Symptome als Reaktion auf ihre von Gefühlen der Hilflosigkeit und der Desintegration begleiteten Erkrankung (Shaw et al. 1997). Fierman et al. (1993) untersuchten über 700 Patienten mit der Diagnose einer Angststörung; gut ein Drittel berichtete von traumatischen Vorerfahrungen, und etwa 10 % erfüllten die DSM-III-R-Kriterien für PTSD.

Studien zur Komorbidität von PTSD und Ess-Störungen, Somatisierungsstörungen und Persönlichkeitsstörungen fehlen bislang, wenngleich die im folgenden aufgeführten Befunde zur Häufigkeit dieser Störungen nach traumatischen Erlebnissen relevante Komorbiditäten erwarten lassen (s. Kap. 2).

Die Verbindung zwischen Ess-Störungen und frühen traumatischen Erlebnissen wird nach wie vor kontrovers diskutiert (Dansky et al. 2000). Die Korrelationen zwischen (v.a. sexuellem) Missbrauch und späterer Bulimia bzw. Anorexia nervosa schwanken zwischen 7 und 69 % (Lacey 1990; van der Kolk 1996b). Van der Kolk (1996b) sowie Welch u. Fairburn (1994) fanden hingegen keinen Zusammenhang zwischen Bulimie und Missbrauchserfahrungen in der Kindheit, wohl aber zwischen Anorexie und Missbrauch während der Adoleszenz. Van der Kolk (1996b) mutmaßt, dass frühe Erfahrungen mangelnder Unterstützung und der Vernachlässigung basaler Bedürfnisse sowohl die Verletzlichkeit der Kinder für sexuellen Missbrauch erhöht als auch die Fähigkeit zur angemessenen Affektregulation beeinträchtigt, was zur Entwicklung eines gestörten Essverhaltens beitragen kann.

Weitgehend einheitlich sind hingegen die Befunde bezüglich einer Verknüpfung von Somatisierungsstörungen und traumatischen Erfahrungen. Zahlreiche Untersuchungen belegen die enge Verbindung von Missbrauchserlebnissen in der Kindheit und dissoziativen Prozessen bei Patienten mit somatoformen Störungen sowie zwischen Somatisierung und PTSD (van der Kolk 1996b). In der Studie von Saxe und Mitarbeitern (1994) erfüllten 64 % der Patienten mit dissoziativen Störungen auch die Kriterien für Somatisierungsstörungen. Bis zu 80 % der Frauen mit Somatisierungsstörungen berichteten über sexuellen Missbrauch als Kind oder Erwachsene (Pribor et al. 1993). Somatoforme Störungen scheinen nach den bisherigen Befunden selten ohne eine Vorgeschichte erheblicher Traumatisierungen aufzutreten (Saxe et al. 1994; McFarlane et al. 1994).

Besonders häufig werden frühe Traumatisierungen von Patienten mit Persönlichkeitsstörungen, insbesondere mit Borderline-Störungen, berichtet. In einer Studie von Herman und van der Kolk (1987) hatten mehr als die Hälfte aller Patienten mit der Diagnose einer Borderline-Persönlichkeitsstörung schwere körperliche und/oder sexuelle traumatische Erfahrungen vor dem sechsten Lebensjahr erlitten (ähnliche Angaben finden sich bei Gunderson u. Sabo 1993), lediglich 13 % hatten keine Traumaanamnese. Diese Gruppe wies im Vergleich zu anderen psychiatrischen Patienten die signifikant schwersten und frühesten Traumata auf. Zudem bestanden hohe Korrelationen zu suizidalem und selbstbeschädigendem Verhalten. Die genannten Befunde konnten durch spätere Untersuchungen repliziert werden (Ogata et al. 1990; Zanarini et al. 1989; Adams u. Lehnert 1997).

Erst in den vergangenen Jahren wurde das Augenmerk stärker auch auf den Zusammenhang von traumatischen Erlebnissen und körperlichen Beeinträchtigungen gerichtet. Mehrere Studien konnten mittlerweile belegen, dass nicht nur eine Komorbidität von PTSD mit psychischen Störungen, sondern auch mit somatischen Erkrankungen besteht (Schnurr 1996). So fanden sich beispielsweise bei Feuerwehrmännern mit PTSD im Vergleich zu deren nicht traumatisierten Kollegen erhöhte Raten an kardiovaskulären, respiratorischen, muskuloskeletalen und neurologischen Symptomen (McFarlane et al. 1994). Ullman und Siegel (1996) beschrieben nicht nur ein häufigeres Auftreten von chronischen körperlichen Beschwerden, sondern auch eine schlechtere Wahrnehmung des eigenen Gesundheitszustands bei traumatisierten Personen in der Allgemeinbevölkerung. Auch in psychophysiologischen Untersuchungen fanden sich Belege für akute wie chronische Veränderungen des Immunsystems bei traumatisierten Probanden (Ursano 1997).

4 Ätiopathogenetische Modelle der Posttraumatischen Belastungsstörung

G. Flatten, A. Hofmann, N. Galley, P. Liebermann

4.1 Einführung

Die Diagnose einer Posttraumatischen Belastungsstörung unterscheidet sich durch die Benennung eines eindeutigen ätiologischen Kriteriums (A-Kriterium) von der phänomenologischen Charakterisierung sonstiger ICD- oder DSM-Diagnosen. Diese ätiologische Sonderstellung begünstigte gleichzeitig die Zusammenfassung einer Vielfalt unterschiedlicher Traumatisierungsarten zu einer einheitlichen diagnostischen Kategorie.

Die Diagnose einer PTSD nach den Kriterien des DSM-IV ist somit eine Art Sammel-Diagnose, bei der – bei gegebenem traumatischen Auslöser – nur eine hinreichende Anzahl phänomenologischer Auffälligkeiten zu fordern ist. Dies sagt jedoch nichts darüber aus, ob diese Auffälligkeiten in einem ätiologischen Wirkzusammenhang stehen. Auch qualitative und zeitliche Aspekte der Traumadynamik und Traumabewältigung finden zu wenig Platz.

Anhaltspunkte für weitere diagnostische Differenzierungen werden seit längerem diskutiert und ergeben sich beispielhaft durch die von Terr (1989) vorgeschlagene Charakterisierung von Traumatypen (I und II) oder durch Begriffe wie sequenzielles oder kumulatives Trauma. Sie betonen mehr den Prozesscharakter posttraumatischer Symptombildung und benennen neben der Uniformität auch die Individualität der Traumareaktion. Auch der altersabhängige Einfluss der traumatischen Belastung auf die Symptombildung und ihre Nähe zu den Persönlichkeitsstörungen, wie sie Herman (1992) am Beispiel der

Komplexen PTSD darstellt, unterstreichen die Notwendigkeit weiterer diagnostischer Differenzierungen.

Nicht übersehen werden darf die Tatsache, dass es dem größten Teil der traumatisierten Menschen gelingt, potenziell traumatisierende Erfahrungen ohne Entwicklung einer dauerhaften Pathologie zu überwinden. Die pathogenetische Frage: „Was macht krank?" ist demnach auch beim Thema Trauma zu ergänzen durch die salutogenetische Frage: „Was hält gesund?". Salutogenetische Überlegungen sind somit eine notwendige Ergänzung, um die Prozessdynamik der Traumaadaptation verstehen und charakterisieren zu können. Beides soll hier in einem Überblick versucht werden.

Das Verständnis der Ätiopathogenese der PTSD ist derzeit, wie das vieler anderer psychischer Störungen, erst in den Anfängen entwickelt. Dennoch gibt es nur wenige Gebiete der Psychosomatik und Psychotherapie, in denen ähnlich viele methodisch hochwertige Forschungsstudien zur Erhellung der Entstehung und möglicher Einflussfaktoren der Störung beigetragen haben. Die kritische gesellschaftliche Diskussion traumatischer Störungen seit dem Vietnam-Krieg und die (Wieder-)Entdeckung ihres Zusammenhangs mit häuslicher Gewalt und deren erheblicher sozialmedizinischen Bedeutung haben diese Entwicklung wesentlich unterstützt.

Die Komplexität und Vielfalt der aktuellen Diskussion bedingt die im Folgenden nur überblickartige Zusammenstellung der wichtigsten Theorien und Modelle.

Für eine Darstellung der pathogenetischen Modelle scheint es sinnvoll, in psychologische und neurobiologische Konzepte zu gliedern. Weitere Unterteilungen ergeben sich durch die unterschiedlichen psychodynamischen oder lerntheoretischen Sichtweisen, durch Erkenntnisse aus der Kognitionsforschung sowie durch die aktuellen Modellvorstellungen zur Informationsverarbeitung in neuronalen Netzwerken.

4.2 Psychologische Modelle

4.2.1 Psychodynamische Konzepte

Einer der frühen Versuche, die krankheitsverursachende Wirkung psychischer Traumatisierungen aus einem psychodynamischen Verständnis zu erklären, war Sigmund Freuds Vortrag „Zur Ätiologie der Hysterie" vom 21. April 1896 vor dem „Verein für Psychiatrie und Neurologie" in Wien. Wenig später erfolgte seine Veröffentlichung. Er brachte damit eine Diskussion nach

Deutschland, die Jahre zuvor schon in Frankreich durch Charcot und Janet an der Pariser Salpetriere begonnen wurde und an der Freud in seiner Pariser Studienzeit teilhatte. Im Mittelpunkt seines Konzepts zur Erklärung hysterischer Symptombildung stand zunächst die sexuelle Traumatisierung durch Verführung im Kindesalter. Später relativierte Freud diese These jedoch durch die Theorie des Ödipuskomplexes. Auf die inzwischen umfangreiche Diskussion zu diesem vermeintlichen Paradigmenwechsel kann hier nur verwiesen werden (Schlösser 1998).

Schon Janet hatte die Dissoziation als psychisches Abwehrphänomen beschrieben und sie ätiologisch als Folge einer „Durchbrechung des Reizschutzes" durch die Traumatisierung charakterisiert. Die psychoanalytische Theorie führte diese Gedanken weiter zu einem ersten Verständnis der intrapsychischen Dynamik posttraumatischer Prozesse. Traumatypische Folgesymptome, wie z. B. die dissoziative Amnesie, der Wiederholungszwang oder die Neigung zur Selbstbeschuldigung und Selbstschädigung (Identifikation mit dem Aggressor), wurden verständlich als misslingende Bewältigungsversuche. Die Fokussierung auf die Traumagenese und die spezifische posttraumatische Entwicklung trat jedoch im Laufe der weiteren analytischen Theoriebildung zunehmend in den Hintergrund. In jüngster Zeit scheint sich dies wieder umzukehren. Besonders die Forschungen O.F. Kernbergs zur Persönlichkeitsentwicklung (Kernberg 1999) bemühen sich neue Verständnisansätze zur Genese von traumareaktiven Störungen aus der psychoanalytischen Theorie darzustellen.

In der Weiterentwicklung psychodynamischer Modelle postulierte Horowitz (1987) die Entstehung spezifischer Bewusstseinszustände, so genannte „states of mind", die auch in der Therapie der Störung berücksichtigt werden müssen. Im Zentrum des Modells steht dabei die Überforderung der Informationsverarbeitung durch die traumatische Erfahrung, deren Inhalte nicht in bestehende innere Ordnungsschemeta integrierbar sind. Daraus leitet Horowitz einen oszillierenden Prozess zwischen Verleugnung und Überflutung durch die traumatischen Inhalte ab. Dabei behält das psychische System eine Tendenz zur Vervollständigung der Informationsverarbeitung, sodass der phasisch ablaufende posttraumatische Prozess erst mit der vollständigen Integration der traumatischen Erfahrung zur Ruhe kommt. Als charakteristische Schritte dieser Traumabewältigung beschreibt Horowitz die Phase des Aufschreis, der Verleugnung und der Intrusion, die bei einem gelingenden Prozess in die Phase des Durcharbeitens und der Integration mündet. Während dieser Prozess als normal und adaptiv zu bewerten ist, entsteht nach Horowitz die posttraumatische Symptombildung aus einer Intensivierung und Verlängerung (Steil 1999) bzw. Blockade ihres natürlichen Ablaufs. Wichtige Einflussgrößen dafür liegen in den Traumacharakteristika und der verfügbaren sozialen Unterstützung, aber auch in der individuellen (z. B. prämorbiden oder traumatisch belasteten) Vorgeschichte des Patienten.

Lindy (1996) beschrieb die Konfiguration pathologischer Schemata, die in der Folge das Denken, Handeln und Fühlen Traumatisierter beeinflussen. Das Trauma wird eingebettet in ein komplexes Opfer-Schema vom Selbst und den anderen. Dieses Opfer-Schema umfasst Gefühlszustände und Abwehrmechanismen ebenso wie Objekt-Beziehungsmuster und kognitive Muster. Die Reaktivierung eines „trauma-state" durch Triggerreize bestimmt die Dynamik der posttraumatischen Symptombildung, der Beziehungsgestaltung und der Wiederholungsereignisse. Lindy leitet daraus die besondere Bedeutung und Verantwortung der therapeutischen Beziehung ab, die in Kenntnis der traumageleiteten Beziehungsdynamik diese Trauma-Schemata in der Übertragungs- und Gegenübertragungsanalyse zu bearbeiten hat.

Zur Charakterisierung des posttraumatischen Bewältigungsprozesses entwickelten Fischer und Riedesser (1998) ein integratives Modell der Traumabewältigung. Kernpunkt ihrer Überlegungen ist dabei das traumakompensatorische Schema, mit dem das Traumaopfer versucht, der immer wieder drohenden Überflutung durch das „trauma-state" zu begegnen. Grundlage für die therapeutische Vorgehensweise ist eine Analyse der individuellen und interaktionellen Traumareaktionen, die sich in vier Dimensionen erfassen lässt. Fischer und Riedesser (1998) unterscheiden dabei die Zeitdimension, die Situationsdimension, die Dimension der Persönlichkeit und des sozialen Umfelds und, daraus abgeleitet, die Dimension des therapeutischen Prozesses. Therapie versteht sich als Unterstützung des natürlichen Verarbeitungsprozesses.

4.2.2 Lerntheoretische Konzepte

Lerntheoretische Überlegungen zur Genese posttraumatischer Symptome gehen vielfach von Mowrers Zwei-Faktoren-Theorie aus und erklären die traumaabhängige Belastung durch die Konzepte der klassischen und operanten Konditionierung sowie einer anschließenden Stimulusgeneralisierung. Intrusionen wiederholen die Traumaerfahrung im Sinne einer klassisch konditionierten emotionalen Reaktion. Die „Minus"-Symptome wie Vermeidung, emotionale Taubheit bis hin zur dissoziativen Amnesie verstärken sich negativ im Sinne operanter Konditionierung. Stimulusgeneration soll schließlich die Vielfalt möglicher Triggerreize und ihre leichtere Aktivierbarkeit erklären. Steil (1999) weist jedoch darauf hin, dass die Übertragung dieses Konzeptes von der Angsttheorie auf die Posttraumatische Belastungsstörung viele Besonderheiten der Traumastörungen nicht ausreichend zu erklären vermag.

Foa und Kozak (1986) übernahmen die Theorie von Lang (1977), in der Furcht u.a. als eine kognitive Struktur beschrieben wird. Furchtstrukturen integrieren neben dem gefürchteten Stimulus auch Informationen über damit zusammenhängende Begleitumstände, Umgebungsfaktoren, Sinneseindrücke, aber auch emotionale und kognitive Informationen und Interpretationen. Furchtstrukturen, so die Hypothese, bilden sich durch die Wahrnehmung einer massiven Bedrohung, die basale Annahmen über die eigene Sicherheit verletzt. Die Intensität der psychophysiologischen Erregung ist mitbestimmend für das Ausmaß der in eine Furchtstruktur integrierten Stimuli sowie ihre spätere Aktivierbarkeit. Je intensiver der traumatische Input, umso umfassender wird sich die Furchtstruktur ausbilden und umso häufiger führt dies zu einer Re-Aktivierung im Sinne intrusiven Erlebens und reaktiver Vermeidung. Teilaktivierungen der Furchtstruktur, verbunden mit intensiver Erregung und daraus resultierenden Vermeidensstrategien, tragen zur Chronifizierung bei und können im Sinne einer Retraumatisierung wirken. Die Größe und Stärke der ausgebildeten Furchtstruktur bestimmt, so Foas Hypothese (Foa u. Rothbaum 1989), ob ein Patient eine PTSD-Symptomatik entwickelt oder nicht.

Daraus lässt sich ableiten, dass eine Auflösung der Furchtstruktur einerseits deren vollständige Aktivierung voraussetzt, andererseits soll sie im Rahmen der therapeutischen Arbeit mit neuen Informationen und Interpretationen verändert und die Konsistenz der zusammen aktivierten Repräsentationen abgeschwächt werden (Foa u. Rothbaum 1989). Therapeutische Wirkfaktoren sind im Sinne dieses Konzeptes die Konfrontation (möglichst Aktivierung aller Elemente der Furchtstruktur) und – über die Dauer der Aktivierung – die Habituation. Ergänzend betonen Foa und Rothbaum (1995) die Bedeutung eines erklärenden Narrativs, das mit der Durcharbeitung der traumatischen Erlebnisse gefördert wird.

Im Unterschied zu Foa erklärt Chemtob et al. (1988) die posttraumatische Symptombildung aus der Interaktion konkurrierender Netzwerke sowie ihrer Erregbarkeit bzw. Aktivierbarkeit. Er nimmt an, dass die Vulnerabilität einer Person durch deren prätraumatische Reagibilität sowie durch konstitutionelle neurobiologische und neuroendokrinologische Faktoren mitbestimmt wird.

4.2.3 Kognitive Konzepte

Kognitive Erklärungsmodelle zur PTSD gehen davon aus, dass die traumatische Erfahrung wesentliche Grundüberzeugungen zur eigenen Person und zur Verlässlichkeit und Sicherheit der Welt verletzt. Das Bedürfnis, das „Wie" und „Warum" und „Warum ich" der traumatischen Erfahrung zu erklären, führt zu Attributionsprozessen, die wiederum rückwirkend den Bewältigungsprozess beeinflussen. Dysfunktionale kognitive Schemata bewirken eine veränderte Wahrnehmung und Interpretation der Umgebung und daraus resultierende veränderte Verhaltensmuster (Horowitz 1974; Janoff-Bulmann 1985). Kognitive Verständnisansätze prägen sowohl psychodynamische als auch lerntheoretische Modelle zur PTSD-Genese und haben entsprechend Eingang in die verschiedenen therapeutischen Vorgehensweisen gefunden. Steil (1999) diskutiert die Bedeutung dysfunktionaler Kognitionen, vor allem auch für die Aufrechterhaltung, also Nicht-Bewältigung von traumatisierenden Erfahrungen.

Aus den Erkenntnissen über die Informationsverarbeitung und Gedächtnisbildung in neuronalen Netzen abgeleitet, wurden in jüngster Zeit „Netzwerkmodelle" (Shapiro 1995) entwickelt. Anlass dazu gaben Beobachtungen bei Patienten, die u. a. mit der EMDR-Technik behandelt wurden. Shapiros Konzeption der Informationsverarbeitung in neuronalen Netzwerken postuliert, dass die PTSD-Symptome durch im Nervensystem gespeicherte belastende Informationen verursacht werden. Durch eine traumabedingte Blockade der natürlichen Informationsverarbeitungsprozesse kommt es zu einer Abspeicherung des Erlebten („wie es war") in isolierten neuronalen Netzwerken. Betroffen von dieser Isolation oder Abspaltung können Informationen aller sensorischen Qualitäten sein. Angenommen wird weiter eine Blockade des Informationsaustausches zwischen den neuralen Strukturen, sodass die unverarbeitete, erstarrte Information durch Lernprozesse nicht erweitert und relativiert werden kann. Therapeutische Informationen können so in einem beziehungslosen Nebeneinander zur dysfunktional gespeicherten Erinnerung an das traumatische Ereignis stehen.

Dem Modell der beschleunigten Informationsverarbeitung zufolge tritt der Augenblick der Einsicht und Integration der Erfahrung dann ein, wenn die Isolation von Netzwerken aufgehoben werden kann, sodass sich ihre Inhalte im Sinne eines Lernprozesses bzw. normaler Gedächtnisbildung miteinander verbinden. Shapiros Konzeption betont trotz der Integration psychodynamischer, lerntheoretischer und kognitiver Inhalte letztlich eine große Nähe zu den aktuellen neurobiologischen Grundannahmen über die Mechanismen der Informationsverarbeitung.

4.2.4   Neurobiologische Modelle

Neurobiologische Modelle zur Pathogenese der PTSD prägen in jüngster Zeit wesentlich die Diskussion um Verständnis, Symptombild und Wirkmechanismen der Störung. Die Vielfalt der hier erhobenen Befunde erlaubt aktuell zunächst nur eine überblickartige Annäherung.

Dennoch scheinen gerade diese neueren Modellvorstellungen ein integratives Verständnis der komplexen posttraumatischen Symptomatik zu fördern, da sie sowohl den biologischen (Post u. Weiss 1997) wie auch den psychologischen Aspekten (Nijenhuis et al. 1998) des posttraumatischen Anpassungsprozesses beim Menschen Gewicht geben. Dies entspricht dem schon von Kardiner (1941) beschriebenen Aspekt der „Physioneurose" der Störung. Die beste und aktuellste Übersicht zu neurobiologischen Befunden findet sich im Tagungsband der New York Academy of Sciences mit dem Titel „Psychobiology of Posttraumatic Stress Disorder" (Yehuda u. McFarlane 1997).

Da viele der neurobiologischen Befunde noch nicht in einheitlichen Erklärungsmodellen vereinbar sind, werden hier nur die wichtigsten physiologischen, biochemischen und verhaltensmäßigen Auffälligkeiten bei von PTSD betroffenen Patienten zusammengestellt. Die aufgeführten Befunde sind in der Regel im Vergleich zu Kontrollpersonen abgesichert, die zwar ebenfalls ein Trauma erlebt, jedoch keine PTSD entwickelt haben.

Besonders charakteristisch ist die überhöhte Reaktion auf die Präsentation eines an das Ursprungstrauma erinnernden Reizes, die sich in einer Reihe von Parametern zeigt:

- Eine Reihe psychophysiologischer Variablen zeigt bei Exposition von Traumareizen erhöhte Werte, wie der EMG-Tonus, die Herzrate, Blutdruck und Hautleitfähigkeit.
- Traumaerinnerungen induzieren einen Rechts-Shift im EEG im Sinne einer Übererregung.
- Nachhallerinnerungen gehen im PET-Scanner (Positronen-Emissions-Tomographen) mit rechtshemisphärischer Überaktivität der Amygdala (Mandelkern) und einer Unteraktivität des linksseitigen BROCA-Areals (Sprachzentrum bei Rechtshändern) einher.
- Traumareize provozieren eine durch Naloxon verhinderbare Analgesie (eine endogene Opiat-Aktivität, die als Korrelat für dissoziative Zustände angesehen wird).

Bei PTSD treten Veränderungen jedoch nicht nur bei der Konfrontation mit trauma-assoziierten Reizen, sondern auch in Ruhe auf:

- Die Schreckreaktion auf ein lautes Geräusch, operationalisiert an der Lidschlagamplitude, ist erhöht. Dies wird durch den noradrenergen alpha-Autorezeptorblocker Yohimbin weiter verstärkt, der zur Verlängerung der körpereigenen Noradrenalinwirkung im Gehirn führt. Die Schreckreaktion zeigt verringerte Habituation und ist schlechter durch einen akustischen Vorwarnreiz zu reduzieren (so genannte Pre-Pulse Inhibition).

- Man findet erniedrigte Cortisol-Werte im Blut und verstärkte Cortisol-Hemmung nach Dexamethason sowie niedrigere ACTH-Werte nach CRH-Gabe (Corticotropin Releasing-Hormon).
- Die Ruhewerte des Corticotropin Releasing-Hormons im Liquor, das als Neurotransmitter auch in angstrelevanten Hirnstrukturen nachgewiesen wurde (Davis et al. 1997), sind erhöht.
- Die Beta-Endorphinspiegel sind erhöht (Baker et al. 1997).
- Ruhewerte von Herzrate, Blutdruck und Hautleitfähigkeit können erhöht sein.
- Durchgehend ist die P300-Amplitude im EEG vermindert. Bei Traumatisierten nimmt die Kohärenz innerhalb der linken Hemisphäre im EEG zu, d.h. die Differenziertheit der Verarbeitung in der sprachkompetenten linken Hemisphäre nimmt ab.
- Schlafstörungen in Form vermehrter motorischer Aktivität im Schlaf, vermehrter Schlafunterbrechungen und verlängerter Wachzeiten zwischen den Schlafzyklen sind vorhanden. Der Schlaf ist kürzer und weniger erholsam.
- Bei Langzeittraumatisierten ist das Hippocampusvolumen verringert (Bremner et al. 1995; 1997; Bremner 1999; Gurvits et al. 1996; Rauch et al. 1998).

Zusammenfassend lässt sich derzeit sagen, dass traumatische Erlebnisse zu akuten und chronischen somatischen Stressreaktionen führen können, die im Sinne einer traumareaktiven Sensibilisierung zu verstehen sind. Neurobiologische Befunde belegen veränderte Aktivierungsmuster miteinander assoziierter Hirnregionen. Während zentrale, dem limbischen System zugeordnete Kernsysteme hyperaktiv erscheinen, bleiben Regionen wie das Broca'sche Sprachzentrum minderaktiviert. Da den beschriebenen Strukturen wichtige Aufgaben der Informationsverarbeitung, Gedächtnisbildung und Versprachlichung von Informationen zugeordnet werden, scheinen über diese Befunde einige der Kernsymptome der PTSD auf biologischer Ebene nachvollziehbar. Auch die neuroendokrinologischen Befunde sprechen für eine Sensibilisierungsreaktion zentraler stressregulierender Hormon- und Transmittersysteme. Das Aktivierungsverhalten der Hypothalamus-Hypophyse-Nebennierenrinden-Achse (HHNA) zeigt Veränderungen in der Hormonausschüttung ebenso wie Veränderungen der vermittelnden Receptorsensibilität (Yehuda 1998). Eine durch frühere Traumatisierungen auslösbare persistente Sensibilisierung des Corticotropin-Releasing-Hormon-Systems (CRH) scheint sogar eine erhöhte Vulnerabilität für Belastungen im späteren Leben und damit ein erhöhtes Risiko für die Entwicklung stressabhängiger Störungen erklären zu können (Heim u. Nemeroff 1999). Angeregt durch die neurobiologischen Befunde, sind auch

Verbindungen zu den dissoziativen Störungen und ihrer möglichen Traumagenese zu diskutieren (Elliot u. Briere 1995).

Nach derzeitigem Forschungsstand scheint sich trotz der verschiedenen Stressoren ein relativ einheitliches psycho- und neurophysiologisches Störungsbild herauszukristallisieren, das die Basis der PTSD und wahrscheinlich auch der verschiedenen mit PTSD zusammenhängenden komorbiden Störungen bilden könnte.

Neurophysiologisch scheint diese basale Störung vor allem mit den Erinnerungssystemen sowie den Kampf- und Flucht-Mechanismen in Extremsituationen in Zusammenhang zu stehen. Zentral ist vor allem die Erkenntnis, dass basale Symptome der PTSD, wie die Sprachlosigkeit von Traumaopfern während einer traumatischen Erinnerung und die fragmentierte sensorische Wahrnehmung der Traumaerinnerung, in diesen Studien gute neurophysiologische Äquivalente zeigen. Das plausible Konzept einer wahrscheinlich durch die „Überflutung" während des traumatischen Ereignisses „steckengebliebenen Informationsverarbeitung, die fragmentiert im Gedächtnis eingebrannt wurde", scheint – bei aller Vereinfachung – wesentliche Elemente der Verarbeitung von Extremtraumatisierungen zu erfassen.

Eine Theoriebildung wie die einer „basalen PTSD", auf der die verschieden speziellen Traumastörungen mit unterschiedlichem Verlauf und unterschiedlicher Ausprägung der Komorbidität aufbauen, erscheint angesichts der ähnlichen Physiologie bei einem weiten Spektrum klinischer Symptomatik durchaus möglich (Fischer u. Riedesser 1998).

In eine ähnliche Richtung könnte auch eine Metaanalyse von Psychotherapiestudien bei PTSD-Patienten interpretiert werden, in der festgestellt wurde, dass durch die alleinige Behandlung des Traumas bei allen erfolgreichen Therapien auch gleichzeitig eine signifikante Verbesserung der Komorbidität (Depression, Ängste) eintrat (van Etten u. Taylor 1998).

Offen sind jedoch noch viele Fragen bezüglich des Zusammenhangs zwischen der Akuten Belastungsstörung und einer sich eventuell später entwickelnden PTSD sowie die speziellen Fragen der Wechselwirkung von Psychotrauma und kindlicher Entwicklungsstörung. Ebenso ist die Rolle einer möglichen genetischen Disposition für PTSD noch ungeklärt.

4.3   Salutogenetische Einflüsse

Die Frage nach den Übergangsbedingungen einer „normalen" Akuten Belastungsreaktion (als normale Reaktion auf ein unnormales Ereignis) in eine Posttraumatische Belastungsstörung fällt zusammen mit der Frage nach den

Präventivmöglichkeiten und nach Schutz vor drohender Chronifizierung. Dies sind Fragen aus salutogenetischer Perspektive. Was hält gesund bzw. schützt vor chronischer Traumabelastung nach erfolgter Traumakonfrontation? Hier stehen weitaus weniger Daten zur Verfügung.

Empirisch belegt scheint die Hypothese, dass die prätraumatische Stabilität ein guter Schutzfaktor vor traumabedingter „Labilisierung" ist. Auch die Fähigkeit, individuelle Ressourcen angesichts einer akuten Belastung mobilisieren zu können, wirkt sekundär präventiv. Antonowskys Forschungen zur Salutogenese gehen historisch auf die Auseinandersetzung mit Extremtraumatisierung zurück (Antonowsky 1987). Am Beispiel von Holocaust-Überlebenden konnte er zeigen, dass die Selbst-Wahrnehmung von Verstehbarkeit, Kontrollierbarkeit und Sinnhaftigkeit – Antonowsky fasste dies als „sense of coherence" zusammen – wesentlichen Einfluss auf die Bewältigung einer traumatischen Belastung hat. In diese Richtung deuten auch eigene Befunde, die einer hohen Selbstwirksamkeit (gemäß Selbsteinschätzung von Patienten) eine sekundär präventive Bedeutung in der Traumabewältigung zuweisen. Patienten mit hoher Einschätzung der Selbstwirksamkeit entwickeln in signifikant geringerem Maße chronische posttraumatische Belastungssymptome als Patienten mit gering wahrgenommener Selbstwirksamkeit (Flatten et al. 2001). Auch das Ausmaß der sozialen Verfügbarkeit von Unterstützung sowie die Fähigkeit, nicht vermeidend, sondern aktiv konfrontierend Belastungen entgegentreten zu können und sich mitteilen zu können, scheint für die Traumabewältigung eine wichtige Hilfe zu sein.

In diese Richtung weisen auch die Überlegungen zu geeigneten Debriefing-Strategien. Dahinter steht die Idee, durch Informationsübermittlung und durch die Möglichkeit, sich über das Erlebte mitzuteilen, persönliche Entlastung und Schutz vermitteln zu können. Obwohl gerade die Betreuung von Katastrophenopfern mit gleichartiger Traumatisierung ein solches Vorgehen günstig erscheinen lassen mag, zeigen die Erfahrungen jedoch, dass dies wohl nicht generell auf traumatische Erfahrungen zu verallgemeinern ist. Abhängig vom Ausmaß der Traumatisierung, scheint eher ein persönlicher Reizschutz sinnvoll, was ein streng individualisiertes Vorgehen in der Erstbetreuung notwendig macht. Das Prinzip der persönlichen Ressourcenaktivierung bzw. ihre therapeutische Mobilisierung entspricht salutogenetischem Denken und kann als wirksamer Schutz im Traumatisierungsprozess verstanden werden.

Obwohl neurobiologische und neuroendokrinologische Befunde in der Entstehung posttraumatischer Störungen wesentlich zum Verständnis pathogenetischer Abläufe beitragen, ist bislang kein Rückschluss im Sinne eines medikamentösen Sensibilisierungsschutzes bei traumatischer Belastung möglich. Denkbar wäre sowohl eine pharmakotherapeutische „Abschirmung" als auch eine Blockade der endokrinologischen Stressreaktion. Im Gespräch sind hierbei sowohl Beta-Blocker als auch Benzodiazepine, Antidepressiva und Hypnotika. Für keine der benannten Medikationsstrategien liegen jedoch ausreichend gesicherte Modelle und Befunde vor, die ihre Wirksamkeit bei pathogenetischen Vorgängen erhärten.

4.4 Zusammenfassung und Schlussfolgerung

Die aktuellen Vorstellungen zur Ätiopathogenese der Posttraumatischen Belastungsstörung sind zusammenfassend am ehesten im Sinne multimodaler Wechselwirkungsprozesse zu beschreiben. Innerhalb dieser integrativen Rahmenmodelle bleibt weiterhin die Notwendigkeit zur individuellen Gewichtung der Einflusskräfte, die Maercker (1997) als Ereignisfaktoren, Risikofaktoren und Schutzfaktoren differenzierte. Bei einer solchen Herangehensweise wird deutlich, dass die individuelle posttraumatische Reaktion nur teilweise durch eine objektivierbare Traumaschwere (entsprechend einer Dosis-Wirkung-Kurve) verstanden werden kann. Ausschlaggebend ist vielmehr die subjektive Überforderung durch das traumatische Ereignis, seine Unerwartetheit und der damit verbundene Kontrollverlust.

Für die therapeutischen Strategien bedeutet dies, die subjektiven Schutz- und Risikofaktoren mit zu berücksichtigen, die wesentlich zur Steuerung der Prozessdynamik der posttraumatischen Bewältigung beitragen. Menschen mit Vortraumatisierungen tragen somit ein höheres Risiko, auf eine erneute Traumatisierung „sensibilisiert" zu reagieren, ebenso Menschen mit vorbestehenden psychischen Erkrankungen (Breslau et al. 1991; Green 1994). Letzteres kann vielleicht am besten über die mit einer psychischen Erkrankung einhergehende verminderte Belastbarkeit bzw. über die Einschränkung des innerpsychischen Kompensationsvermögens verstanden werden.

Einfluss nimmt natürlich auch das Alter und damit der Grad der innerpsychischen Reifung und Stabilität. Die in der Kindheit in besonderem Maße gegebene Vulnerabilität erklärt auch die Nähe der Komplexen Posttraumatischen Belastungsstörung (Herman u. van der Kolk 1987) zu den Persönlichkeitsstörungen. Terr (1987) konnte zudem zeigen, dass dissoziatives Verhalten als Schutzmechanismus bei sich wiederholender Traumatisierung erlernbar ist. Das Ausmaß der peritraumatischen Dissoziation kann damit sowohl über die erlernte Dissoziationsfähigkeit Auskunft geben als auch über die „subjektive Traumaschwere" im Sinne einer individuellen Überforderung durch das traumatische Ereignis.

Das Konzept des „sense of coherence" (Antonowsky 1987), aber auch die Überlegungen zur Bedeutung der wahrgenommenen Selbstwirksamkeit (Kanfer et al. 1991; Bandura 1997) sind die wichtigsten Erklärungsmodelle zum Verständnis der manchmal überraschenden „Traumaresistenz", die Menschen trotz schwerster Traumatisierungen aufweisen. Aus der protektiven Wirkung (Solomon 1988) einer gelingenden sozialen Unterstützung („geteiltes Leid ist halbes Leid") lassen sich ergänzend mögliche Wirkfaktoren therapeutischer Interventionen ableiten, die sowohl in der Akutphase (Debriefing) als auch in der Begleitung des traumatischen Bewältigungsprozesses hilfreich sind.

5 Diagnostik der Posttraumatischen Belastungsstörung

A. Hofmann, P. Liebermann, G. Flatten

5.1 Aufgabenstellung

Diese Übersicht über die Diagnostik bei PTSD erfolgt unter vier Gesichtspunkten:

- eine Bestandsaufnahme der grundsätzlichen diagnostischen Möglichkeiten für PTSD-Patienten zu machen
- eine Übersicht über die mittlerweile im deutschsprachigen Raum verfügbaren (und sich ständig erweiternden) diagnostischen Möglichkeiten zu geben
- die hohe Komorbidität der PTSD-Patienten in die klinische Diagnostik einzubeziehen und einige der bewährteren Diagnostikinstrumente in diesem Bereich anzusprechen
- unter dem Gesichtspunkt der Handlungsempfehlungen für deutsche Diagnostiker, die deutsche Patienten untersuchen, aber in der überwiegenden Zahl englischsprachige Literatur berücksichtigen müssen, eine gewisse Gewichtung der Instrumente (soweit sie zum Zeitpunkt des Schreibens vorlagen) zu treffen

Dies bedeutet zwangsläufig eine Eingrenzung der Vielzahl der vor allem in den USA verfügbaren Messinstrumente, ermöglicht aber auf der anderen Seite eine Übersicht unter dem Gesichtspunkt der Patientenversorgung hier in Deutschland, der die Leitlinien dienen sollen. Unter dieser Aufgabenstellung ergeben sich in einigen Bereichen der Diagnostik von PTSD interessante Forschungsfragen, deren Bearbeitung für die Versorgung der heute noch häufig fehldiagnostizierten PTSD-Patienten relevant sein könnte.

5.2 Grundsätzliche Möglichkeiten und Schwierigkeiten der Diagnostik bei PTSD

5.2.1 Diagnostische Probleme der PTSD

Ein erstes diagnostisches Problem zeigt sich bei der Posttraumatischen Belastungsstörung in der Definition der Störung. Es ist manchmal bei einem Patienten schwer zu entscheiden, ob seine Störung durch ein „Ereignis oder Geschehen von außergewöhnlicher Bedrohung oder mit katastrophalem Ausmaß" verursacht wurde, das „bei nahezu jedem tiefgreifende Verzweiflung auslösen würde". Diese Definition des Kriteriums A ist zwar durch die Einschränkung „nahezu jedem" etwas breiter gefasst, aber beispielsweise bei Patienten, die das Ereignis im Sinne einer dissoziativen (Teil-)Amnesie nicht mehr erinnern (und dies ist umso häufiger der Fall, je schwer wiegender das Ereignis war) diagnostisch manchmal schwer einzuschätzen.Obwohl über eine große Zahl von Ereignissen, die unter diese Definition des Kriteriums A fallen, Einigkeit bestehen dürfte (wie z. B. Vergewaltigungen, Unfälle, Kriegsereignisse oder Folter), gibt es doch auch Beschreibungen von Fällen, die weniger einschneidende Ereignisse erleben, aber dennoch das in den weiteren Kriterien B, C und D beschriebene Bild einer Posttraumatischen Belastungsstörung entwickeln (Scott u. Stradling 1994). Dieser „individuelle Faktor", der bei psychisch scheinbar geringeren Traumatisierungen manchmal schon zu einer PTSD-Symptomatik führen kann, bei der Mehrzahl von schwer Traumatisierten aber auch verhindert, dass sich ein Krankheitsbild im Sinne einer PTSD ausbildet, wird möglicherweise auch in naher Zukunft nur schwer in der PTSD-Diagnose erfassbar sein. Kliniker sollten jedoch darauf hingewiesen werden, dass gerade bei PTSD solche individuellen Unterschiede in der Reaktion auf Traumatisierungen nicht ganz untypisch zu sein scheinen. Forschungen in Richtung von spezifischen Vulnerabilitäten und Schutzfaktoren scheinen hier viel versprechend.

Sinnvoll scheint der von Kulka et al. (1990) im Rahmen der Studien zur NVVRS (National Vietnam Veterans Readjustment Study) in die Diskussion gebrachte Begriff der **partiellen PTSD** (an dem neben den 500 000 Veteranen mit dem vollen Bild von PTSD noch 350 000 weitere Vietnam-Veteranen litten). So können auch behandlungswürdige, weil oft im Alltag belastende Teilsyndrome erfasst und behandelt werden.

Nicht aufgenommen in die DSM wurde die von Herman (1993a) vorgeschlagene Diagnose der chronischen **komplexen PTSD**. Nichtsdestoweniger erfüllen viele dieser häufig chronisch kranken, meist in der Kindheit in ihren Familien traumatisierten Patienten nicht selten auch alle Kriterien der „klassischen" PTSD. Aus diesem Grund soll in dieser Übersicht zumindest ein Instrument, das derartige Störungsbilder erfasst, der DESNOS, mit aufgeführt werden.

Die in der ICD-10 aufgeführte Diagnose der andauernden Persönlichkeitsänderung nach Extrembelastung (F62.0) stellt hier eine gewisse Annäherung an das Störungsbild der komplexen Traumastörung dar, die Kategorie erfasst das Störungsbild vieler Extremtraumatisierter jedoch nur unvollständig. Außerdem liegen derzeit keine validierten diagnostischen Instrumente für die Störung vor.

Gerade bei den chronisch erkrankten Traumapatienten, wie die nach traumatischen Ereignissen sozial dekompensierten Erwachsenen (Vietnam-Veteranen oder Folteropfer), aber auch bei in der Kindheit misshandelten Patienten ist der Anteil derer, die gleichzeitig an anderen Störungen leiden (Komorbidität), besonders hoch. Sie liegt in der Regel bei PTSD zwischen 60 und 100 % (Helzer et al. 1987; Kulka et al. 1990). Die Diagnostik von Komorbidität scheint insgesamt bei posttraumatischen Störungen wichtiger zu sein als bei vielen anderen psychischen Erkrankungen.

5.2.2   Diagnostische Interviews

Als Kernstück der Diagnostik der posttraumatischen Störung haben sich aber diagnostische Interviews bewährt, die systematisch die Symptomatik des Krankheitsbilds gezielt abfragen. Für einen zuverlässigen Einsatz von Interviews sollte die Anwendung, soweit möglich, in einer Schulung erlernt werden. Dies kann beispielsweise beim SCID-PTSD (Structured Clinical Interview for DSM-PTSD) bei erfahrenen Klinikern sehr zügig geschehen, beim SCID-D (einem diagnostischen Interview zur Erfassung dissoziativer Störungen) ist allerdings eine umfangreiche Schulung, vor allem zum Erlernen einer differenzierten Patientenbeobachtung während des Interviews, erforderlich.

5.2.3 Psychometrische Messinstrumente

Als psychometrische Messinstrumente werden bei der Posttraumatischen Belastungsstörung häufig Fragebögen eingesetzt, die der Patient selbst ausfüllt. Diese Fragebögen eignen sich nach Meinung der meisten Experten nicht zur primären Diagnose, können aber als Hinweise auf die mögliche PTSD-Diagnose und als Verlaufskontrollen in Behandlungen wertvoll sein.

5.2.4 Psychophysiologische Messungen

An psychophysiologischen Messungen haben sich außerhalb der Forschung vor allem indirekte Messungen der adrenergen Reaktion (Puls und Blutdruck) auf trauma-ähnliche Stimuli bewährt (Pitman et al. 1987; Orr u. Kaloupek 1997). Für die meisten diagnostischen Settings sind diese Verfahren aber zu aufwendig. Gelegentlich kann bei chronisch komplex traumatisierten Patienten die ständige Erhöhung der Pulsfrequenz ein Hinweis auf die chronische Aktivierung des adrenergen „Kampf-Flucht" Systems sein.

5.2.5 Erfassung der traumatischen Situation

Die Erfassung der traumatischen Situation ist zum einen nötig, um das Kriterium A zu prüfen. Zum anderen gibt die genauere Analyse der Ereignisse innerhalb der traumatischen Situation häufig Hinweise für die Therapieplanung („Warum war der Patient gerade von dieser Situation so betroffen?").
Da die **peritraumatische Dissoziation**, eine dissoziative (Abwehr-)Symptomatik während der traumatischen Situation, einer der stärksten Prädiktoren für die Entwicklung einer PTSD zu sein scheint, kann die Abfragung peritraumatischer dissoziativer Symptomatik sinnvoll sein – z. B. im PDEQ, dem Peritraumatic Dissociative Experience Questionnaire.

5.2.6 Prädiktoren für PTSD

Zu den Risikofaktoren für eine PTSD zählen u. a. Lebensgefahr, Verletzungen beim Trauma, die peritraumatische Dissoziation und fehlende Unterstützung nach dem Trauma (Meichenbaum 1994; Fischer et al. 1998). Zur Gewichtung dieser Faktoren liegen zwar nur wenige Studien vor, die diagnostizierenden Kliniker sollten aber in jedem Fall auf solche Risikofaktoren (und auch schützende Faktoren) hingewiesen werden, da sich daraus sowohl prognostische Hinweise wie auch solche für eine Behandlungsplanung ergeben können.

5.2.7 Belastung der Patienten durch die Diagnostik

Bei der Übersicht über die diagnostischen Instrumente sollte der Hinweis nicht vergessen werden, dass jede Art von Traumadiagnostik für einen Patienten nicht selten stark belastend ist. In der Regel werden allein schon durch das Abfragen und Erinnern schmerzhafte Erfahrungen wieder aktiviert und in der Folgezeit, nach der Diagnostik, wieder lebendiger und belastender. Diagnostik sollte daher auch vom Gesichtspunkt der Belastung geplant werden und, wenn möglich, bei schwer traumatisierten Patienten mit einer Entspannungsübung oder Distanzierungstechnik (Reddemann u. Sachsse 1996; Reddeman 1998) abgeschlossen werden.

5.3 Übersicht über die deutschsprachigen Instrumente

Die Übersicht über die deutschsprachigen Instrumente zeigt, dass gerade gegenüber dem angloamerikanischen Raum noch erheblicher Nachholbedarf besteht und die meisten Instrumente aus diesem Sprachraum übersetzt wurden. Eine Übersicht über wichtige deutschsprachige Instrumente findet sich ebenfalls in Schützwohl (1997).

5.3.1 Diagnostische Interviews im Einzelnen

Das SCID-PTSD (Structured Clinical Interview for DSM)

Das SCID-PTSD ist ein von Spitzer und Williams (1986) entwickeltes Interview, das auch in einer deutschen Übersetzung von Wittchen (Wittchen et al. 1997) vorliegt. Im Interview (das ca. 20–30 Minuten dauert) werden Fragen zu den in der Posttraumatischen Belastungsstörung im DSM-IV definierten Symptomkomplexen gestellt, die dann aber durch Nachfragen abklärbar sind. Das SCID hat amerikanischen Studien zufolge eine ausgezeichnete Übereinstimmung mit den Diagnosen erfahrener Kliniker (Kappa-Koeffizient 0,93), sehr gute Reliabilität und Validität. Die einzige Schwachstelle, die es mit den meisten anderen PTSD-Interviews teilt, ist, dass bei der Sensitivität von

81,2 % doch einige PTSD-Diagnosen „übersehen" werden können. Wenn die anwendenden Kliniker aber darüber informiert sind und dies kritisch würdigen und im Grenzfall die Diagnose mit einem anderen Instrument überprüfen, ist das SCID-PTSD eines der einfachen und guten diagnostischen Interviews. Es wird von vielen Klinikern in den USA als „gold standard" für eine PTSD-Diagnose angesehen und häufig eingesetzt. Dass die Stellung der Diagnose durch umfangreichere klinische Diagnostik abgerundet werden muss, um fundierte Therapieplanungen durchführen zu können, gilt für das SCID ebenso wie für die anderen diagnostischen Interviews.

Die CAPS (Clinician Administered PTSD Scale)

Die CAPS wurde 1990 von Blake et al. veröffentlicht. Eine deutsche Übersetzung wurde von Nyberg und Frommberger sowie Schnyder angefertigt und an Unfallopfern erprobt. Die Korrelation mit der IES ist gut, die Ergebnisse liegen aber noch nicht in einer Veröffentlichung vor (Schnyder; Nyberg u. Frommberger). Die CAPS enthält in der vollständigen Version zusätzlich zu den 17 Items der DSM-IV noch acht Items, die Schuldgefühle, Desillusionierung, Erinnerungsprobleme, Depressivität, Gefühle des Überwältigtwerdens und mörderische Gedanken in ihrer Intensität und Frequenz erfassen. Sie kann in ca. 45 Minuten durchgeführt werden und erfüllt in der amerikanischen Version die testpsychologischen Kriterien von Sensitivität und Spezifität gut. Nach Blake werden Häufigkeit und Schwere der Störung durch die CAPS tendenziell eher überschätzt, eine Anwendung durch erfahrene Kliniker ist daher empfehlenswert.

Das DIPS (Diagnostisches Interview bei psychischen Störungen)

Dieses übersichtliche Interview (Markgraf et al. 1994) prüft, ob die 17 Symptome, die zur Diagnostik einer PTSD erforderlich sind, vorliegen. Die derzeitig vorliegende Version ist aber noch an den Kriterien des DSM-III-R ausgerichtet. Eine Aktualisierung auf den Stand der DSM-IV ist vorgesehen. Das derzeitige Fehlen von Untersuchungen über Validität und Spezifität des PTSD-Moduls beim DIPS stellt eine Einschränkung dieses nützlichen Interviews dar.

Das M-CIDI (Münchner Composite International Diagnostic Interview)

Dem CIDI (Composite International Interview) der WHO (1990) hat die Münchner Arbeitsgruppe (Wittchen et al. 1996) einen weiteren Abschnitt angefügt, der die diagnostische Zuordnung nach DSM-IV und ICD-10 ermöglicht. Das Interview wird in zwei Versionen eingesetzt (Lebenszeit, letzte zwölf Monate) die Zeitpunkt und Dauer einer Symptomatik erfassen. Ähnlich wie das SCID-PTSD eignet sich das Interview gut zur klassifikatorischen

Diagnostik. Von Nachteil ist allerdings die fehlende internationale Vergleichbarkeit der Ergebnisse.

PTSD-I (PTSD-Interview)

Das von Watson (Watson 1990; Watson et al. 1991) entwickelte Interview stellt die Diagnose einer PTSD nach den Kriterien des DSM-III-R. Die Klassifikation wird – ähnlich wie bei SCID-PTSD – durch das Abfragen der 17 Leitsymptome (sowie deren Häufigkeit und Schwere) vorgenommen. Für die von Gunkel (ohne Datum) vorgelegte Übersetzung liegen bisher zu den Gütekriterien keine Angaben vor.

Weitere Interviews

Weitere Interviews wie das strukturierte Interview (SI-PTSD) nach Davidson et al. (1989) scheinen beim derzeitigen Informationsstand keine zusätzliche Verbesserung zu bringen. Untersuchungen über deutschsprachige Übersetzungen liegen derzeit nicht vor.

5.3.2   Psychometrische Messinstrumente im Einzelnen

Zwei Grundprobleme vieler bisher vorliegender Messinstrumente sind bislang noch nicht befriedigend gelöst:
- Die überwiegend im anglo-amerikanischen Sprachraum validierten und bewährten Messinstrumente sind alle an der DSM-III bzw. DSM-IV ausgerichtet. Die in Europa gültige Klassifikation von Erkrankungen ist jedoch die ICD-10, die sich zwar in vielen, aber nicht in allen Diagnosekriterien nach der DSM richtet.
- Einige Instrumente verwenden ein Zeitfenster, in dem die erfragte Symptomatik aufgetreten sein muss. Diese Zeitfenster können in verschiedenen Varianten des gleichen Instruments unterschiedlich sein (z.B. in der IES, s.u.) und so zu verschiedenen Ergebnissen führen. Auch kann das Instrument überhaupt kein Zeitfenster verwenden (wie z.B. der FDS, s. Kap. 5.4.2). Dieser Umstand führt zu verschiedenen Problemen, z.B. in der Messung von Veränderungen.

Die IES (Impact of Event Scale) und die IES-R

Dieser Test ist der weitaus geläufigste und wurde, im Gegensatz zu vielen anderen der amerikanischen Instrumente, bei vielen verschiedenen Populationen von Traumapatienten angewandt. Er wurde 1979 von Horowitz et al. veröffentlicht und fragt in 15 Items nach Symptomen der Vermeidung/Betäubung und der Intrusion. Die Sensitivität ist mit 0,91 sehr gut, die Spezifität mit 0,61 etwas geringer. In den USA gibt es leider zwei Auswertungssysteme in den Veröffentlichungen, was bei Literaturvergleichen Gewicht haben kann (Green 1991). Die erste deutsche Übersetzung der Skala wurde 1994 von Ferring und Fillip bezüglich ihrer psychometrischen Eigenschaften als zufriedenstellend beschrieben. Eine Übersetzung wurde von Hütter an mehr als 850 Patienten (mit einer Kontrolle von Medizinstudenten) validiert und entspricht in ihrer Auswertung etwa den amerikanischen psychometrischen Werten und Schwellenwerten (Hütter u. Fischer 1997). Die vollständige Validierung kann hier lediglich durch Vergleiche mit interviewdiagnostizierten PTSD-Fällen abgerundet werden.

Die um eine Übererregungsskala erweiterte Version der IES-R (R = Revised) hat 22 Items (Weiss u. Marmar 1996), ist in den USA bisher lediglich an Einsatzhelfern erprobt, scheint aber in den psychometrischen Werten zufriedenstellend zu sein. Eine von Maercker vorgelegte Übersetzung der IES-R wurde an 158 politisch Inhaftierten und Kriminalitätsopfern überprüft und in den, bei der Fallzahl sicher noch eingeschränkt verallgemeinerbaren, psychometrischen Werten für gut befunden (Maercker u. Schützwohl 1998). Die Erfassung der PTSD-Diagnose ist mit einem Summenscore (wie bei anderen Tests) nicht möglich. Eine Annäherung mithilfe einer Reggressionsformel wird vorgeschlagen. Weitere Untersuchungen stehen dazu noch aus.

Die PTSS-10 (Post Traumatic Stress Scale-10)

Die PTSS-10 ist ein aus lediglich zehn Fragen bestehender Fragebogen, der 1989 von Raphael et al. veröffentlicht wurde und nach allgemeineren Traumasymptomen wie Schlafstörungen, Albträumen, Stimmungsschwankungen, traumabezogenen Ängsten und Schreckhaftigkeit fragt. Diese nicht rein PTSD-spezifischen Symptome lassen sich (was eines der Probleme spezieller PTSD-Skalen zu sein scheint) recht gut mit der Diagnose einer PTSD in Zusammenhang bringen. Der Test wurde von Schade et al. (1998) in die deutsche Sprache übersetzt und an über 3000 Soldaten und Feuerwehrleuten validiert. Die Validität und Spezifität sind für einen unspezifischen Test erstaunlich gut. Im Bereich der schwereren Symptomatik ist die Aussagekraft, bedingt durch die bisherige deutsche Stichprobe, derzeit noch etwas eingeschränkt.

Die PDS (Posttraumatic Diagnostic Scale)

Dieser von Foa et al. (1996) entwickelte Test wurde von Ehlers et al. noch im Jahr der Veröffentlichung übersetzt. Der Fragebogen erfasst neben den typischen PTSD-Symptomen (nach DSM-IV) und ihrer Schwere auch soziale Beeinträchtigungen der Betroffenen. In der amerikanischen Version sind die Gütekriterien sehr gut, deutsche testpsychologische Daten liegen z. T. noch nicht vor. Für den klinischen Gebrauch scheint der Test in der derzeitigen Konstruktion viel versprechend.

Der PSS-SR (PTSD Symptom Scale-Self Report)

Dies ist ein von Foa et al. (1993a) veröffentlichtes und validiertes, eng am DSM orientiertes Instrument, das 47 traumabezogene Items in vier Gruppen abfragt. Für die amerikanische Version beschreibt Foa eine Tendenz zur Unterschätzung der Diagnose. Eine deutsche Übersetzung wurde schon früh von Winter et al. (1992) angefertigt und in ihrer Validität und Spezifität belegt. Eine modifizierte Version der Skala wurde von Steil und Ehlers (1996) vorgelegt und berücksichtigt neben der Häufigkeit der Symptome auch das Ausmaß, in dem die Patientinnen unter den Symptomen leiden.

Der AFT (Aachener Fragebogen zur Traumaverarbeitung)

Dies ist ein 29-Item-Fragebogen, der sich am DSM-IV orientiert (Flatten et al. 1998) und als Screening-Bogen für den Einsatz auf chirurgischen Unfallstationen entwickelt wurde. Er bezieht die peritraumatisch dissoziativen Reaktionen mit ein und kann damit für die Akute Belastungsreaktion und die Posttraumatische Belastungsstörung eingesetzt werden. Er erfasst wesentliche Prädiktoren und eignet sich für Verlaufskontrollen. Die Validierung wurde in der Universität Aachen an überwiegend medizinisch erkrankten Patienten (nach Unfalltrauma) vorgenommen.

Die PTSD-Checkliste (PCL-C)

Dieses von Weathers und Litz (1994) entwickelte Instrument fragt in 17 Items zur PTSD-Diagnose nach DSM-IV. Die C-Version (zivile Version) ist für den Einsatz bei verschiedenen kulturellen Gruppen ausgelegt. Die psychometrischen Werte der US-Skala sind gut.

Der DESNOS (Disorder of Extreme Stress Not Otherwise Specified)

Am Konzept der komplexen Posttraumatischen Belastungsstörung (mit Somatisierungen Dissoziation und Affektregulationsstörungen etc.) im Sinne von Herman (1992a) wurde durch die Arbeitsgruppe von van der Kolk in Boston (van der Kolk 1993) ein 27-Item-Interview und -Fragebogen entwickelt. Eine deutsche Übersetzung ist in der Ambulanz für Unfall und Gewaltopfer der Universität Köln in Erprobung. Ob die Faktorenstruktur der postulierten sieben Faktoren in weiteren Untersuchungen in dieser Konstellation reproduzierbar ist oder sich andere Cluster der sieben postulierten Symptomkomplexe in weiteren Untersuchungen bei und unter komplex traumatisierten Patientinnen differenzieren, muss abgewartet werden. Die Erfassung der Traumapatienten mit dieser Symptomkonstellation ist vor allem deshalb relevant, weil sie bei chronischen Traumapatienten nicht selten ist und sich mit der systematischen Erfassung der Symptomkonstellation möglicherweise weitere differenzialdiagnostische und therapeutische Möglichkeiten für diese häufig schwer behandelbare Patientengruppe ergeben können.

Eine Interviewversion ist als SIDES (Structured Interview for Disorders of Extreme Stress) in den USA und in den Niederlanden erprobt worden.

Andere Messinstrumente

Von der Vielzahl der diagnostischen Instrumente, die in der Diagnostik von PTSD-Patienten hilfreich sein können, ist noch der Rorschach-Test erwähnenswert. Er scheint nach amerikanischen Untersuchungen auch die Diagnostik von Traumata bei wenig offenen Patientengruppen und Patienten mit Amnesien zu ermöglichen (Levin 1993). Wesentlich erscheint lediglich die Umcodierung der Testauswertung in das deutlich besser validierte, in den USA übliche Exner-Auswertungssystem (Klein 1998). Berichte liegen ebenfalls vor beim Einsatz des Rorschach in der Diagnostik schwerer dissoziativer Störungen (Armstrong 1991).

5.3.3 Instrumente zur Erfassung der traumatischen Situation

Der PDEQ (Peritraumatic Dissociative Experience Questionnaire)

In den letzten Jahren ist vermehrt die Rolle der peritraumatischen Dissoziation als ein möglicher Prädiktor einer PTSD diskutiert worden. Der PDEQ (Marmar et al. 1995) erfasst als kurzer Fragebogen eine Reihe solcher Erfahrungen. Auch wenn die testpsychologischen Kriterien des PDEQ in ersten Untersuchungen als ausreichend gut gelten, scheinen doch die Items unterschiedliche prädiktive Kraft zu haben. Möglicherweise könnten nachfolgende Instrumente Phänomene wie die der peritraumatischen Dissoziation noch differenzierter erfassen.

Möglichkeiten zur Erfassung der traumatischen Situation

Verschiedene Instrumente zur Erfassung der Schwere einer traumatischen Situation sind international vor allem im militärischen Bereich entwickelt worden. Der Versuch, externe Ereignisse durch systematische Einschätzungsverfahren in ihrer Schwere zu erfassen, wurde auch im KOM-Projekt (Kölner Opferhilfe Modell; vgl. Fischer et al. 1998) unternommen. Bei der dort verwendeten 6-stufigen (Belastungs-)Skala konnte eine gute Übereinstimmung zwischen den Beurteilern erreicht werden.

Möglichkeiten zur Erfassung der subjektiven Belastung

Die Frage, warum sich ein bestimmtes leichtes oder mittelschweres Trauma bei einem bestimmten Patienten besonders belastend auswirkt, kann durch die Erfassung des dynamischen „zentralen traumatischen Situationsthemas" nicht selten erhellt werden. Thematisch wurde die Fragestellung der dynamischen Verbindung aktueller und früherer Traumata auch von Liz und Keane (1989) bearbeitet. Diese Fragestellung wird auch z.B. im Kölner Dokumentationssystem für Psychotherapie (KÖDOPS) nach Fischer (2000) erfasst.

5.3.4 Erfassung von Risikofaktoren

Erfassung von Vortraumatisierungen

Schwere traumatische frühere Erfahrungen erhöhen das Risiko, bei einer späteren Traumatisierung eine PTSD zu entwickeln. Es kann daher klinisch besonders bei komplex traumatisierten Patienten wichtig sein, frühere traumatische Lebenserfahrungen systematisch zu erfassen. Als Instrumente stehen dafür das Kölner Trauma-Inventar (KTI), als Fragebogen und halbstrukturiertes Interview (Fischer u. Schedlich 1996), sowie der TAQ, der Traumatic Antecedents Questionnaire nach van der Kolk (1997) zur Verfügung.

Risiko-Index

Für das Kölner Opferhilfemodell wurde retrospektiv ein Risikoindex entwickelt, der aus der Schwere der traumatischen Situation, der peritraumatischen Dissoziation und einigen anderen, auch protektiven Faktoren im Sinne einer Ergänzungsreihe das Risiko für ein Gewaltopfer, eine PTSD zu entwickeln, abzuschätzen versucht (Fischer et al. 1998). Die Validität dieses Risiko-Index wird zur Zeit prospektiv untersucht. International sind verschiedene Risiko-Indices in der Diskussion.

5.4 Erfassung relevanter Komorbidität

5.4.1 Depressive Störungen und Ängste

Depressionen und Ängste sind sehr häufige, nicht selten zu Beginn der Diagnostik als jeweils alleinige Störung imponierende Komorbiditäten bei PTSD (Mueser et al. 1998). Bewährte Instrumente liegen für beide Störungsbilder vor und werden von vielen Klinikern auch in der Routinediagnostik aller PTSD-Patienten eingesetzt.

5.4.2 Dissoziative Störungen

Dissoziative Störungen sind so häufig in der Komorbidität, vor allem chronischer Posttraumatischer Belastungsstörungen, dass eine lange Diskussion in der DSM-IV-Arbeitsgruppe aufkam, ob PTSD nicht doch besser bei den dissoziativen Störungen einzuordnen sei. Dissoziative Komorbidität ist ebenfalls ein häufiger Grund für Komplikationen der Behandlung. Da dissoziative Störungen nicht selten sind, ist gerade bei chronisch komplex traumatisierten Patienten dringend ein Screening nach diesen Störungen anzuraten.

Das SCID-D (Structured Clinical Interview for DSM-IV Dissociative Disorders)
Dieses Interview gilt als der „gold standard" diagnostischer Interviews im Bereich dissoziativer Störungen (Steinberg 1993). Es fragt systematisch die Bereiche Amnesien, Depersonalisation, Derealisation, Identitätskonfusion und Identitätsalteration ab und ordnet sie diagnostisch. Mehr als andere diagnostische Interviews bedarf das SCID-D einer Schulung, um es auf entsprechendem Niveau (mit differenzierter Patientenbeobachtung) einsetzen zu können. Es existiert eine deutsche Übersetzung des SCID-D, die von einer Arbeitsgruppe der deutschen Sektion der ISSD (International Society for the Study of Dissociation) unter Federführung von U. Gast in Hannover derzeit validiert wird (Gast et al. 1999).

Das DDIS (Dissociative Disorder Interview Schedule)
Das DDIS wurde 1989 von Ross et al. veröffentlicht. Es erfasst in 131 Items nicht nur dissoziative Störungen, sondern auch Komorbidität, z.B. im Bereich der Persönlichkeitsstörungen. Die Reliabilität und Validität sind auch in der deutschprachigen Version nach einer Untersuchung an 131 Patienten durch Overkamp (1999) gut.

Der Fragebogen für Dissoziative Störungen (FDS)
Die beste Skala zur Erfassung ist die DES (Dissociative Experience Scale), die von Bernstein und Putnam (1986) entwickelt wurde. Die Skala besteht aus 22 Items und existiert in mehreren Übersetzungen. Die autorisierte Übersetzung wurde von Freyberger et al. 1999 auf 44 Items (vor allem im Bereich der Konversionssymptomatik) erweitert. Sie ist im deutschprachigen Bereich an über 1000 Patienten und Probanden validiert. Ob die in der deutschen Version angefügten Somatisierungsitems eine Veränderung der international üblichen

Werte bei hoch-dissoziativen Patienten bewirken, bleibt abzuwarten. Die deutsche und englische Version erfüllen die Testkriterien gut, es darf bei der Anwendung jedoch nicht übersehen werden, dass ca. 20 % der schwer dissoziativ gestörten Patienten unterhalb des Cut-Off-Wertes (25 %) liegen. Die Diagnose einer dissoziativen Störung sollte daher klinisch, am besten in einem diagnostischen Interview gestellt werden.

Der Europäische Dissoziationsfragebogen (DIS-Q)

Dieses von Vanderlinden et al. entwickelte Instrument (1991) untersucht in vier Skalen dissoziative Erfahrungen. Die psychometrischen Werte der niederländischen Skala sind gut. Eine deutsche Übersetzung ist von Overkamp (unveröffentlicht) angefertigt worden, eine Validierungsstudie ist in Vorbereitung.

5.4.3   Andere Störungen

Suchterkrankungen, Schmerzsyndrome, Persönlichkeitsstörungen, Somatisierungsstörungen sind andere nicht seltene Komorbiditäten bei Posttraumatischen Belastungsstörungen. Sie können jeweils mit den in diesem Bereich üblichen Instrumenten erfasst werden.

5.5   Zusammenfassung zum Stand der Entwicklung diagnostischer Instrumente

Im deutschsprachigen Raum gibt es derzeit noch kaum vollständig validierte diagnostische Instrumente. Dennoch sind bezüglich der Diagnostik posttraumatischer Störungen folgende Punkte wissenschaftlich begründbar:

- In der Regel ist die Diagnose einer Traumastörung für den Patienten belastend, da er, damit die Diagnostik korrekt durchgeführt werden kann, nach dem traumatischen Ereignis selbst befragt werden muss. Dies alleine kann für viele Patienten die Symptomatik deutlich intensivieren und bei instabilen Patienten zu klinischen Dekompensationen führen. Die Diagnostik sollte daher in der Regel von einer psychotherapeutischen Fachkraft durchgeführt werden, die nicht nur die Technik der Diagnostik selbst, sondern auch die entsprechenden therapeutischen Techniken beherrscht, die dem Patienten helfen, sich nach Abschluss der Diagnostik wieder zu stabilisieren (Psychopharmaka sind hier nur eingeschränkt effektiv).

- Im deutschsprachigen Raum ist die Anzahl der voll einsetzbaren Testinstrumente noch sehr gering, die meisten Erfahrungen sind bisher mit den vom Patienten selbst auszufüllenden Instrumenten wie der IES, der IES-R und der PTSS-10 gemacht worden. Validierte Auswertungsmanuale liegen jedoch noch bei keinem dieser Tests vor. Als diagnostisches Interview ist derzeit vor allem das SCID-PTSD im Gebrauch. Einige weitere Interviews, wie die CAPS, das DIPS und das M-CIDI sind jedoch ebenfalls in klinischer Erprobung.
- Als Procedere bei der Diagnostik wird häufig die folgende Sequenz eingehalten:
  - Erhebung der Traumavorgeschichte sowie der Spontansymptomatik in der Anamnese
  - Durchführung eines Fragebogentests (z.B. IES, PTSS-10) als Screening der Symptomintensität
  - wenn die klinische Diagnosesicherung nicht ausreicht: Durchführung eines diagnostischen Interviews, z.B. des SCID-PTSD; Letzteres ist als konservativer Test vor allem in Forschungsstudien zu empfehlen
- Die Einbeziehung der Komorbidität in die Diagnostik erscheint vor allem wegen der hohen Zahl komorbider Störungen und deren häufiger klinischer Relevanz wichtig. Häufigste komorbide Störungen sind (s. Kap. 3.6):
  - weitere Angststörungen (z.T. im Sinne einer Angstausbreitung)
  - depressive Störungen
  - dissoziative Störungen (zu denen einige wichtige Diagnoseinstrumente wie der FDS in den letzten Jahren übersetzt und validiert wurden)
  - somatoforme Störungen (vor allem bei dissoziativer Komorbidität)
  - Suchterkrankungen (so scheinen Benzodiazepine und Alkohol die intrusive Symptomatik passager reduzieren zu können)
- Posttraumatische Störungen sind in vielen Fällen nicht schnell feststellbar. Bei einem Teil der Patienten liegt dies daran, dass diese sich z.B. schämen, über ihre sexuellen Traumatisierungen zu sprechen. Schon aus der Definition der PTSD ist eine Vermeidungssymptomatik bei Traumapatienten bekannt, die sich in nicht wenigen Fällen auch auf das Nicht-Ansprechen der Traumatisierung auch in Behandlungssituationen ausdehnt (verschobene C-Symptomatik). Nicht selten stellen auch dissoziative (Teil-)Amnesien für die Traumaerinnerung selbst ein diagnostisches Hindernis dar. Nach neueren Untersuchungen finden sich nicht wenige Patienten mit Traumastörungen unter den Personen, die mit depressiver oder Angstsymptomatik zur Diagnostik kommen.

6 Therapie der Posttraumatischen Belastungsstörung

G. Flatten, W. Wöller, A. Hofmann

6.1 Einführung

Posttraumatische Störungen erfordern eine erhebliche Behandlungskomplexität. Begründet ist dies zum einen in der Vielschichtigkeit der Symptomatik auf biologischer, psychischer und sozialer Ebene. Zum anderen ergeben sich durch Art, Schwere, Alter und sozialen Kontext der Traumatisierung störungsspezifische, kulturspezifische und personenabhängige Besonderheiten. Während die Vereinheitlichung und phänomenologische Zusammenfassung der vielfältigen ätiologischen Bedingungen und Krankheitssymptome zu einem syndromalen Störungsbild für die wissenschaftliche und gesellschaftspolitische Diskussion einen hohen Stellenwert hat, ergibt sich für die therapeutischen Strategien weiterer Differenzierungsbedarf.

In Anlehnung an verschiedene pathogenetische Modellvorstellungen werden aktuell vielfältige Therapiemethoden in der Behandlung eingesetzt und erprobt. Seit etwa zehn Jahren liegen erste wissenschaftliche Evaluierungen in Form von Vergleichs- und Kontrollstudien vor. Überwiegend sind dies amerikanische Therapiestudien an selektierten Patientengruppen (Vietnamveteranen, Vergewaltigungsopfer). Mit Blick auf den erheblichen Forschungsbedarf auf diesem Feld hat eine kritische Sichtung dieser Studien inzwischen zu Empfehlungen geführt, mit denen „gold standards" (Foa u. Meadows 1997) für Stichprobenzusammensetzung, Methodik, Vergleichbarkeit und Kontrollbedingungen bei Traumatherapiestudien formuliert werden.

Die in Kapitel 6.2 folgende Übersicht therapeutischer Verfahren zur Traumatherapie beschreibt wesentliche Charakteristika der derzeit wichtigsten Methoden. Diese werden meist in Form kombinierter Therapieprogramme für definierte Traumagruppen angewendet (z. B. Kriegsveteranen, Vergewaltigungsopfer, Folteropfer, Katastrophenopfer).

Kapitel 6.3 gibt einen Überblick zum Stand der relevanten Therapiestudien, ihrer Sichtung in Reviewverfahren und der Bewertung nach Evidence-based-Kriterien (s. dazu Kap. 6.4). Schließlich werden in Kapitel 6.5 gesicherte Erkenntnisse und Expertenmeinungen (vgl. Konsensusverfahren) zu Therapieempfehlungen zusammengefasst.

6.2 Übersicht therapeutischer Verfahren zur Traumatherapie

6.2.1 Psychodynamische Therapieverfahren

Diese Verfahren stellen das traumaerlebende Subjekt in den Mittelpunkt ihrer Bemühungen. Nach Horowitz ist das Ziel der Psychotherapie traumatisierter Patienten, „die traumatische Erfahrung aufzuarbeiten, indem er/sie sich Schritt für Schritt dem Wiedererleben des traumatischen Ereignisses und seiner Auswirkungen auf beherrschbarem Niveau aussetzt" (Horowitz 1974). Kern dieser Überlegungen ist die Erfahrung, dass traumatische Erinnerungen als (suboptimaler) Versuch der Bewältigung vergessen, verdrängt oder abgespalten werden. Die therapeutisch gestützte Wiedererinnerung soll ein Überwinden der traumatischen Erfahrung und ihre Integration in die Entwicklung der Persönlichkeit und somit die Herstellung einer biographischen Kontinuität ohne „missing links" ermöglichen (Lindy 1993; 1996). Neben der theoretischen Grundkonzeption durch Freuds frühe Arbeiten zur Genese psychischer Störungen nach sexueller Traumatisierung ist auf eine inzwischen umfangreiche Literatur zum Stellenwert dissoziativer Reaktionen in der Pathogenese von Traumastörungen zu verweisen.

Den Wirksamkeitnachweis psychodynamischer Behandlung konnten Brom und Mitarbeiter 1989 in einer kontrollierten Studie an 112 Patienten gegenüber einer Wartegruppe erbringen. Gegenüber den Vergleichsverfahren Desensibilisierung und Hypnotherapie konnte eine bessere Wirksamkeit auf Vermeidenssymptome nachgewiesen werden. Geringer war die Besserung in der Behandlung intrusiver Symptome.

Als Modifikation psychoanalytischen Vorgehens entwickelte Fischer (2000) das manualisierte Verfahren der Mehrdimensionalen Psychodynamischen Traumatherapie (MPTT). Am Modell des traumakompensatorischen Schemas entwickelt er ein Verständnis der traumareaktiven Abwehr- und Schutzprozesse, die im therapeutischen Prozess wahrgenommen und unterstützt werden müssen. Eine Vergleichsstudie (Fischer 2000) der MPTT zum Verfahren EMDR zeigte in einer ersten Auswertung eine gute Wirksamkeit des Verfahrens gegenüber der Kontrollgruppe.

In der Literatur finden sich neben Einzelfallbehandlungen auch Berichte über psychodynamische Kurzzeitgruppentherapie (Cryer u. Beutler 1980; Pearl 1990). Kriseninterventionen und psychodynamische Gruppenangebote sind die meistbenutzten Verfahren in Beratungsstellen für Vergewaltigungsopfer (Koss u. Harvey 1991; Foa et al. 1993b).

6.2.2 Imaginative Verfahren

Die Arbeit mit Erinnerungs- und Vorstellungsbildern verbindet tiefenpsychologische Fundierung und verhaltenstherapeutische Praxis. Imaginative Techniken sind Bestandteil der meisten traumabearbeitenden Verfahren. Ihr besonderer Stellenwert ergibt sich durch die Erfahrung, dass traumatische Ereignisse dazu neigen, in sensorischen Eindrücken und Bildern fixiert zu bleiben, ohne versprachlicht werden zu können. Anwendungsbeispiele sind die Reizkonfrontation *in sensu* in der behavioralen Therapie oder die Screen-Technik als Modifikation einer Desensibilisierung *in sensu*. Geführte Imaginationen finden Anwendung zur Ressourcenorientierung und Konfrontation, am besten bekannt im Rahmen hypnotherapeutischer Techniken oder in der Symbolkonfrontation bei der Katathym Imaginativen Psychotherapie (KIP). Auch das EMDR (Eye Movement Desensitization and Reprocessing) nutzt die imaginative Reaktivierung zur Bearbeitung traumatischer Erinnerungen. Ressourcenorientierte Imaginationen werden als Stabilisierunghilfe (Reddemann 1996; 1998) sowohl in der Akutphase der Traumabetreuung als auch in der späteren, traumabearbeitenden Therapie eingesetzt und ermöglichen eine Verankerung in prätraumatisch sicheren Erfahrungen und Bildern (gute innere Objektrepräsentanzen). Unter der Bezeichnung „Psychodynamische imaginative Traumatherapie" (PITT; Reddemann u. Sachsse 2000) liegt mittlerweile eine Ausarbeitung als Behandlungsverfahren vor.

6.2.3 Kognitiv-Behaviorale Therapieverfahren

Verhaltensorientierte Lernprogramme haben zum Ziel, kombiniert mit optimaler Informationsvermittlung einen autonomeren Umgang mit traumainduzierten Veränderungen zu unterstützen und die Entscheidungs- bzw. Handlungskompetenz der Betroffenen zu erhöhen. Sie integrieren auf lerntheoretischer Grundlage verschiedene therapeutische Vorgehensweisen mit dem Schwerpunkt einer Behandlung von vermeidenden und angstbetonten Verhaltensmustern.

Desensibilisierungstechniken bemühen sich, über eine gestufte oder überflutende (Flooding) Reizkonfrontation (*in vivo* oder *in sensu*) eine psychische und körperliche Adaptation an das traumatische Erleben und Wiedererleben zu ermöglichen. Mit dem Ziel der Habituation werden sie angewandt, wenn unangemessenes Vermeidungsverhalten besteht und die Behandlung auf eine Aktivierung und Modifikation der Angststrukturen abzielt (Foa et al. 1989).

Die Indikation für Verfahren zur Angstbewältigung ist gegeben, wenn die Angst das alltägliche Leben beherrscht. Ziel ist es, den Patienten Strategien zur Angstkontrolle an die Hand zu geben und damit das Angstniveau zu reduzieren. Foa und Rothbaum (1995) zählen zu diesen Verfahren Entspannungstechniken (Jacobsen 1938), Stressimpfungstraining (Meichenbaum 1994; Kilpatrick u. Resnick 1993), kognitive Umstrukturierung (Beck 1976), Atemtraining und Ablenkungstechniken sowie Gedankenstopp.

Kognitive Techniken arbeiten mit dem Ziel einer Neubewertung an traumaabhängigen dysfunktionalen Kognitionen der Selbst- und Fremdwahrnehmung (Eßlinger 1998). Die Koppelung mit Entspannungstechniken scheint sinnvoll, zum einen aufgrund der häufigen Übererregungssymptome, zum anderen als wichtige Selbststeuerungshilfe bei einem durch die Traumaerfahrung veränderten Körpererleben. Im Rahmen des „Stress-Impfungs-Trainings" SIT (Meichenbaum 1994; Kilpatrick u. Resnick 1993; Foa et al. 1991) wurden beispielhaft mehrere Behandlungselemente zu einem umschriebenen, zeitlichen begrenzten Gesamtkonzept zusammengefasst (vgl. auch Resick u. Schnicke 1992; Rothbaum u. Foa 1995).

Eine Reihe von Studien, die die Wirksamkeit von Flooding auf die posttraumatische Symptomatik testeten (Keane et al. 1989; Cooper u. Clum 1989; Boudewyns et al. 1990; Pitman et al. 1991; Solomon et al. 1992), bestätigen eine Verbesserung intrusiver Symptome (Keane et al. 1989; Cooper u. Clum 1989), häufig aber auch eine Zunahme von Ängstlichkeit und Depressivität (Cooper u. Clum 1989; Pitman et al. 1991). Solomon wertete die unter *in vivo*-Bedingungen durchgeführte Expositionsbehandlung als Retraumatisierung. In diesem Zusammenhang müssen auch die z. T. hohen Abbruchquoten der „exposure therapy" diskutiert werden, die mit dem Therapiepostulat „Habituation" durch Reizüberflutung schwer kontrollierbare und damit potenziell retraumatisierende Konfrontationsbedingungen schaffen.

6.2.4 EMDR (Eye Movement Desensitization and Reprocessing)

Diese Methode wurde als neue Behandlungstechnik für Traumastörungen erstmals 1989 von Shapiro beschrieben und mittlerweile zu einem manualisierten Behandlungsverfahren weiterentwickelt. Basierend auf der Erfahrung, dass belastende (traumatische) Erinnerungen mit Unterstützung von sakkadischen Augenbewegungen (oder Seiten-alternierenden akustischen oder taktilen Reizen) einem entlastenden Veränderungsprozess unterliegen, entstand die Hypothese einer durch bilaterale Reize anzuregenden Informationsverarbeitung. Diskutiert wird in diesem Zusammenhang eine Verwandtschaft zu physiologischen informationsverarbeitenden Prozessen, wie sie auch für den REM-Schlaf vermutet werden. Als Hintergrund dient ein Netzwerkmodell der Informationsverarbeitung in traumadominierten und ressourcenorientierten neuronalen Netzen. Neuere Forschungen scheinen eine mögliche Blockierung neurobiologischer Funktionsabläufe als Ausdruck einer traumatischen Fixierung zu bestätigen, die gegebenenfalls unter EMDR-Behandlung reversibel wird (van der Kolk 1996a). Als komplexe Behandlungsmethode integriert EMDR eine Reihe der zuvor genannten psychodynamischen, imaginativen und kognitiv-behavioralen Behandlungselemente (Hofmann 1996; 1999; Hofmann et al. 1997; Eschenröder 1997).

6.2.5 Hypnotherapeutische Techniken

Während Hypnose zu Beginn des 20. Jahrhunderts zur Behandlung kriegsbedingter Traumastörungen (Kriegszitterer) etabliert war, wird der Stellenwert suggestiver Techniken zur Traumabearbeitung heute kontrovers diskutiert (Turner et al. 1996; Tumani 1998; Spiegel u. Cardena 1990; Brom et al. 1989). Zu diskutieren ist die Nähe des hypnotischen Zustandes zu posttraumatischen Dissoziationsprozessen sowie die Möglichkeit der hypnotischen Traumabearbeitung ohne die Gefahr affektiver Überflutung. Eine Schwierigkeit ergibt sich durch die Unterschiedlichkeit einzelner Verfahren sowie durch die Unschärfe der hypnotischen und hypnotherapeutischen Terminologie im angloamerikanischen und deutschen Schrifttum. Im Rahmen der Vergleichsstudie von Brom und Mitarbeitern (1989) wurde eine gute Wirksamkeit vor allem auf die intrusive Symptomatik belegt.

6.2.6   Gruppentherapie

Die Indikation zu gruppentherapeutischem Vorgehen wird von verschiedenen Autoren gestellt, wenn aufgrund der Art (Vergewaltigung, Kriegstraumatisierung) oder des Umfangs des Traumas (Großunfälle, Naturkatastrophen) eine kollektive Auseinandersetzung innerhalb einer Gruppe gleichartig Betroffener (Peer-Gruppe) hilfreich scheint. Beschrieben ist die Integration sowohl in psychodynamische als auch in kognitiv-behaviorale Behandlungssettings (Pearl 1985; Resick u. Schnicke 1992; Zlotnick et al. 1997). Meist ging es dabei um die Behandlung akuter traumatischer Reaktionen.

Neben der Betreuung von Opfern wird ein gruppentherapeutisches Vorgehen auch als social support für traumatisierte Helfer eingesetzt. Vom Setting her sind begrenzte und thematisch fokussiert arbeitende Kurzzeit-Gruppen (z.B. Affektmanagement) von thematisch unstrukturierten Langzeitangeboten zu unterscheiden. Die in der Literatur beschriebenen Gruppensettings sind sehr heterogen und lassen daher keine vergleichende Beurteilung zu.

Der Einsatz von Gruppentherapie zur Behandlung der Posttraumatischen Belastungsstörung muss sehr kritisch beurteilt werden. Ein analytisches Gruppensetting ist nach derzeitigem Wissensstand aufgrund der Gefahr einer affektiven Überflutung und Retraumatisierung sogar kontraindiziert. Glodish und Allen (1998) betonen den präventiven und auf Psychoedukation ausgerichteten Stellenwert kognitiv-behavioraler Gruppentherapie.

Eine bereits erreichte Stabilisierung und Distanzierungsfähigkeit zum Trauma sowie eine positive Einstellung zum gruppentherapeutischen Vorgehen ist nach Llewelyn (1997) Voraussetzung für eine erfolgreiche Behandlung.

6.2.7   Pharmakotherapie

Die vielfältigen neurobiologischen und psychophysiologischen Befunde bei Patienten mit Posttraumatischer Belastungsstörung haben ebenso wie die hohe Komorbidität zu Depression und Angststörungen eine Reihe pharmakotherapeutischer Behandlungsansätze angeregt. Diskutiert werden vor allem eine noradrenerge und serotonerge Dysregulation in Neurotransmittersystemen sowie auffällige Befunde der Cortisol- und Opioidregulation. Getestet werden unter anderem tricyclische Antidepressiva, MAO-Hemmer, Serotonin-Reuptake-Hemmer, Tranquilizer, ß-Blocker, d.h. Substanzgruppen mit meist gut bekannter Pharmakodynamik und klinisch relevantem Wirkprofil.

Eine Übersicht zu Ergebnissen relevanter Therapiestudien findet sich bei Kapfhammer (1999). Betont wird hier auch die Einbettung psychopharmakologischer Maßnahmen in eine tragende therapeutische Beziehung sowie die

Notwendigkeit pharmakologischer Intervention bei Koexistenz mit psychiatrischen Störungsbildern und chronisch therapierefraktärem Verlauf. Die selektive Wirksamkeit bestimmter Substanzen auf einzelne Symptome der Posttraumatischen Belastungsstörung (z. B. Hyperarousal, Intrusionen) erlaubt zurzeit die Indikationsstellung im Sinne einer symptomorientierten Begleittherapie. In der Akutbetreuung entspricht dies häufig einem Bedarf an Dämpfung und psychischer Abschirmung; Ähnliches gilt aber auch bei Persistenz von Hyperarousalsymptomen, gekoppelt an oder auch losgelöst von intrusivem Erleben (Shalev et al. 1996a).

6.2.8 Körpertherapie, Künstlerische Therapie

Körperliche Traumatisierung, aber auch schwere oder wiederholte, primär nicht körperliche Traumatisierung verändert in typischer Weise das Körpererleben und die Gefühlswahrnehmung der Betroffenen, sei es im Sinne eines Nicht-mehr-Wahrnehmen-Könnens, einer Abspaltung und Ausgrenzung traumatisierter Körperregionen oder im Sinne eines Somatisierungsprozesses. In besonderer Weise trifft dies sicherlich auf Folteropfer zu (Graessner 1996), jedoch ist auch mit einer klinisch bislang unterschätzten Inzidenz solcher Körperstörungen als Folge von sexualisierter Gewalterfahrung zu rechnen. Die Arbeit an der Körper- und Gefühlswahrnehmung unterstützt die durch verbale Techniken oft nur schwer zu erreichende Reintegration des beschädigten Körpers in die Gesamtperson des „Überlebenden". Peichl und Schmitz (2000) berichten über positive Erfahrungen bei traumatisierten Patienten mit der Technik der Konzentrativen Bewegungstherapie (KBT) in der stationären Psychotherapie. Obwohl körpertherapeutische und künstlerische Verfahren vielfach integraler Bestandteil stationärer und teilstationärer Behandlungssettings sind, liegen keine wissenschaftlichen Vergleichsstudien zu ihrem therapeutischen Einsatz bei Traumastörungen vor. Ihnen kommt somit im Rahmen traumatherapeutischer Behandlungsplanung ein adjuvanter Stellenwert zu.

6.3 Datenbasis und methodisches Vorgehen zur Evidence-based-Bewertung von traumatherapeutischen Verfahren

Die Literatursichtung erfolgte in verschiedenen internationalen Datenbanken und erfasste schwerpunktmäßig den Zeitraum ab 1980. Als Internet-gestützte und frei zugängliche Datenbank bietet vor allem das von der amerikanischen Veterans Administration erstellte PILOTS-System der Universität Dartmouth einen umfangreichen und gut aktualisierten Literaturüberblick. Hinzugezogen wurden weiterhin Übersichten und Literaturhinweise aus Kongressbänden, Standardwerken und aktuellen Fachartikeln, die inzwischen in kaum noch überschaubarer Zahl vorliegen.

Nach Sichtung der Abstracts wurden relevante Übersichtsartikel ausgewählt und bezüglich therapeutischer Methoden, Fragestellung, Zielsetzung und berücksichtigter Literatur ausgewertet. Das Kapitel 6.6 fasst die wichtigsten in der Auswertung berücksichtigten Reviewstudien zusammen, die seit 1992 die rasch zunehmende wissenschaftliche Literatur zur PTSD-Behandlung sichteten. Sie zeigten dabei eine weitgehende Übereinstimmung in der Auswahl und Beurteilung der relevanten Studien. Die Bewertung der vorliegenden Studien erfolgte entsprechend einer „gestuften Evidenz".

6.4   Einstufung nach Evidence-based-Kriterien

Die Evidenzbewertung E:I-III für die wissenschaftlich nachweisbare Wirksamkeit therapeutischer Verfahren folgt Rudolf und Eich (1999):

- E:I: Evidenz aufgrund mindestens einer adäquat randomisierten kontrollierten Studie
- E:II-1: Evidenz aufgrund einer kontrollierten, nicht randomisierten Studie mit adäquatem Design
- E:II-2: Evidenz aufgrund von Kohortenstudien oder Fall-Kontrollstudie mit adäquatem Design, nach Möglichkeit von mehreren Forschungszentren oder Forschungsgruppen durchgeführt
- E:II-3: Evidenz aufgrund von Vergleichsstudien, die Populationen in verschiedenen Zeitabschnitten oder an verschiedenen Orten mit oder ohne Interventionen vergleichen
- E:III: Meinungen von respektierten Experten, gemäß klinischer Erfahrung, beschreibender Studien oder Berichten von Expertengremien

Sieben Studien (Solomon et al. 1992; Ebbinghaus et al. 1996; Shalev et al. 1996a; Gerrity u. Solomon 1996; Foa u. Meadows 1997; van Etten u. Taylor 1998; Sherman 1998) geben einen allgemeinen Überblick zu therapeutischen Verfahren und diskutieren deren klinische Wirksamkeit und Effektstärken. Die Literaturauswahl der Review-Studien zeigt eine weitgehende Übereinstimmung mit einer Reduktion auf ca. 20 relevante publizierte Untersuchungen.

Je eine Studie untersuchte die Erfolge der Expositionsbehandlung bei Kriegstraumata (Früh et al. 1995) und therapeutische Strategien bei Folteropfern (McIvor u. Turner 1995). Vier Reviews beschränken ihre Übersicht auf Therapieerfahrungen mit EMDR (Acierno et al. 1994; Lohr et al. 1995; DeBell u. Jones 1997; Cahill et al. 1999).

Im Folgenden soll eine kurze Zusammenfassung der Reviewbeurteilungen gegeben werden.

6.4.1 Allgemeine Review-Studien

Solomon et al. (1992) fanden, dass die einbezogenen Studien ätiologisch sehr unterschiedliche Patientengruppen untersuchten (Vergewaltigungsopfer, Kriegsveteranen, Folteropfer, Unfallopfer, Gewaltopfer, Opfer von Kindesmissbrauch und Hinterbliebene von tragischen Todesfällen). 255 Literaturstellen wurden gesichtet, die Auswertung bezieht sich auf elf kontrollierte klinische Studien, die eine systematische Diagnostik der PTSD-Symptomatik zugrunde legten (s. Tab. 6-6a).

Ergebnisse: Pharmakotherapie bei PTSD zeigt moderate und symptombezogene Besserungseffekte, verhaltenstherapeutische Techniken (Reizüberflutung und Desensibilisierung) zeigen gute Effektivität bei der Reduktion intrusiver Symptome. Andere Behandlungstechniken zeigen Hinweise auf gute klinische Wirksamkeit, ohne dass dies aus den vorliegenden Studien ausreichend zu belegen ist.

Schlussfolgerung: Weitere Studien sollten spezielle und kombinierte Behandlungsmethoden anwenden, Zeitpunkt und Länge der Behandlung optimieren, Komorbidität und bislang unberücksichtigte Traumagruppen miteinbeziehen.

Ebbinghaus et al. (1996) legten die einzige deutschsprachige Übersicht zur PTSD-Behandlung und therapeutischen Effizienz vor. Von 260 gefundenen Literaturstellen wurden elf kontrollierte Studien in die Untersuchung miteinbezogen (s. Tab. 6-6b).

Ergebnisse: Die kontrollierten Studien zeigen die beste therapeutische Wirksamkeit für verhaltenstherapeutische Techniken bei intrusiver PTSD-Symptomatik. Psychodynamische Therapie scheint hilfreich bei Vermeidungssymptomen, andere therapeutische Techniken können bezüglich ihrer Effektivität noch nicht beurteilt werden. Pharmakotherapie zeigt positive Effekte auf einzelne PTSD-Symptome.

Schlussfolgerung: Verbindliche Richtlinien zur Psychotherapie der PTSD können zurzeit nicht formuliert werden. Verhaltenstherapeutische Techniken zeigen gute Teilerfolge, aber auch Komplikationen bei definierten Patientengruppen. Um der Vielschichtigkeit der PTSD-Symptomatik gerecht zu werden, sollten alternative Behandlungskonzepte mit kombiniertem therapeutischen Vorgehen entwickelt werden. Zukünftige Studien müssen mehr Wert auf die Homogenität der Stichprobe bezüglich Art des Traumas, Zeitpunkt des Ereignisses sowie Zeitpunkt und Länge der Behandlung legen.

Shalev et al. (1996a) identifizierten 81 Artikel zur biologischen oder psychologischen PTSD-Behandlung. Die Behandlungsergebnisse wurden tabellarisch dokumentiert und interpretiert (s. Tab. 6-6 c).

Ergebnisse: Die meisten Studien untersuchen eine einzelne Behandlungsmodalität. Verschiedene Therapieansätze scheinen demnach klinisch hilfreich, PTSD-Symptome zu reduzieren und die Lebensqualität der betroffenen Patienten zu verbessern. Mit Blick auf die Gesamtsymptomatik findet sich jedoch nur eine begrenzte Wirksamkeit, eine komplette Remission wird selten erreicht.

Schlussfolgerung: Angemessen ist eine Kombination biologischer, psychologischer und psychosozialer Behandlungsstrategien zur Behandlung von PTSD. Ferner sollte bei chronischer PTSD-Symptomatik das therapeutische Bemühen um rehabilitative Ziele ergänzt werden. Die Indikationsstellung zu den einzelnen Behandlungsverfahren ist bislang nur im Sinne einer symptomatischen Behandlung begründet.

Gerrity und Solomon (1996) fanden in Ergänzung ihrer 1992 vorgelegten Therapie-Übersichtsstudie (255 Artikel) 200 neue Studien, jedoch fast ausschließlich Fallberichte. Zur wissenschaftlichen Auswertung wurden nur noch elf Studien mit strengeren Einschlusskriterien einbezogen (Trauma, PTSD-Diagnostik, kontrolliertes und randomisiertes Vorgehen) (s. Tab. 6-6 d).

Ergebnisse: Pharmakotherapeutische Studien belegen die Wirksamkeit verschiedener Antidepressiva, jedoch mit Einschränkung auf Teilsymptome und zeitlich begrenzte Studienverläufe. Verhaltenstherapeutische Techniken sind in ihrer Wirksamkeit am besten belegt, vor allem in Hinblick auf den intrusiven Symptomkomplex. Die Kombination behavioraler und kognitiver Verfahren ist sinnvoll.

Schlussfolgerung: Die Effektivität einzelner therapeutischer Techniken zur Behandlung von PTSD bedarf weiterer Evaluierung unter Berücksichtigung strengerer und homogener Studiendesigns (Länge und Zeitpunkt der Behandlung, Stichprobengröße und Zusammensetzung, Komorbidität, Vorbehandlung, Methodenkombination etc.).

Foa und Meadows (1997) formulierten nach Sichtung der vorliegenden PTSD-Literatur „gold standards" für die weitere Therapieforschung und verglichen die vorliegenden Studien mit diesem Idealtyp (s. Tab. 6-6 e).

Ergebnisse: Akute Kriseninterventionen bei PTSD sind in ihrer Wirksamkeit nicht ausreichend dokumentiert. Hypnotherapie und psychodynamisches Vorgehen scheinen hilfreich; ihre Effizienz ist aber im Vergleich zu anderen Behandlungsstrategien nicht differenzierbar. Kognitive und verhaltenstherapeutische Techniken zeigen mit Reizüberflutung und Desensibilisierung eine gute Effektivität. EMDR zeigt fallbezogene, subjektive Wirksamkeit; methodische Mängel der bislang vorliegenden Studien erlauben zurzeit noch keine Beurteilung der klinischen Effizienz. Angstmanagement-Strategien (SIT und PE) scheinen wirksam, die vorliegenden Studien beschränken sich jedoch auf eine eingeschränkte Traumagruppe.

Schlussfolgerung: Die Wirksamkeit der unterschiedlichen therapeutischen Strategien muss in weiteren kontrollierten Studien belegt werden. Kognitiv-verhaltenstherapeutische Techniken sind bislang am besten belegt. Die Unterschiedlichkeit der PTSD-Ätiologie legt ein daran angepasstes, differenziertes bzw. kombiniertes therapeutisches Vorgehen nahe.

Sherman (1998) untersucht anhand der vorliegenden Literatur zu kontrollierten Studien die empirische Evidenz für die Wirksamkeit psychotherapeutischer Behandlung bei PTSD. Anhand einer Analyse der Verlaufsmessungen zur PTSD-Symptomatik vor und nach der Behandlung zielt er auf die Bestimmung einer allgemeinen Effektstärke psychotherapeutischer Behandlung bei PTSD. Einbeziehen konnte er elf Studien zu Kriegstraumatisierungen und sechs Studien zu Nicht-Kriegs-Traumata, insgesamt 690 Patientenbehandlungen aus 17 Studien (s. Tab. 6-6 f).

Ergebnisse: Sherman fand eine signifikante Wirksamkeit psychotherapeutischer Interventionen bei PTSD, die auch bei Nachuntersuchungen stabil blieb.

Schlussfolgerung: Obwohl die meisten Studien zu kognitiv-behavioralen Verfahren vorliegen, kann daraus nicht auf eine Überlegenheit einer Behandlungsmethode geschlossen werden. Vielmehr ist davon auszugehen, dass alle Behandlungsansätze gemeinsame und wirksame Behandlungselemente enthalten. Die Wirksamkeit von psychotherapeutischer Behandlung bei posttraumatischen Störungen kann bestätigt werden.

Van Etten und Taylor (1998) bewerteten 61 englischsprachige Therapiestudien zur PTSD der Jahre 1984–1996. Die formulierten Einschlusskriterien erlaubten eine Berechnung von Effektstärken und einen Vergleich der therapeutischen Wirksamkeit auf den unterschiedlichen Symptomebenen in der Fremd- und Selbstbeurteilung (s. Tab. 6-6 g).

Ergebnisse: Psychologische Therapien zeigen eine größere Wirksamkeit als Pharmakotherapie bei PTSD. Verhaltenstherapeutische Techniken und EMDR zeigen vergleichbar gute Effektstärken auf das Gesamt-PTSD-Symptombild, trotz Unterschieden in der Fremd- und Selbstbeurteilung. Selektive Serotonin-Reuptake-Inhibitoren zeigen die beste pharmakotherapeutische Wirksamkeit. Intrusionen werden mehr gebessert als Vermeidungssymptome.

Schlussfolgerung: Trotz guter klinischer Wirksamkeit von EMDR und VT bestehen wenig Kenntnisse über die therapeutisch aktiven Wirkfaktoren. Weiterer Untersuchungsbedarf besteht auch für Kombinationen unterschiedlicher Verfahren sowie die therapeutische Wirksamkeit an subklinischen PTSD-Bildern und in der Behandlung von Kindern.

6.4.2   Review-Studien zu speziellen Patientengruppen

Früh et al. (1995) untersuchten Erfolge der Expositionsbehandlung bei kriegsbezogener PTSD-Symptomatik anhand von 5 Einzelfallstudien (s. Tab. 6-6 h).

Ergebnisse: Gefunden wurde eine Verminderung von intrusiven Symptomen, von dysfunktionalen Kognitionen und physiologischer Erregung.

Schlussfolgerung: Es wird vermutet, dass die Expositionsbehandlung für die Behandlung der kriegsbezogenen PTSD-Symptome einen hohen Stellenwert hat. Weitere Forschung wird empfohlen.

McIvor und Turner (1995) untersuchten Diagnostik und Behandlungsstrategien bei Folteropfern. Es wurden keine kontrollierten Studien gefunden. Aus einer Übersicht von 125 Literaturstellen wurden 30 relevante Berichte ausgesucht und ausgewertet (s. Tab. 6-6 i).

Ergebnisse: Die angewandten therapeutischen Strategien sind heterogen. Es finden sich jedoch gemeinsame Behandlungselemente im Sinne einer verbindenden therapeutischen Basis. „Testimony" als folterspezifische Behandlungstechnik wird beschrieben.

Schlussfolgerung: Zur Effizienzbeurteilung liegt bislang keine ausreichende kontrollierte Forschung vor. Gemessen an der Komplexität des Traumas wird zurzeit ein flexibles, abgestuftes und klientenzentriertes Vorgehen befürwortet. Traumatisierung durch Folter erfordert bei der Behandlung eine Berücksichtigung sozial-politischer Aspekte und kultureller Besonderheiten.

6.4.3   Review-Studien zum EMDR

Acierno et al. (1994) untersuchten die vorliegende Literatur zu EMDR. Sie werteten acht unkontrollierte und vier kontrollierte Studien aus. Die dokumentierten Behandlungen zeigen eine große Unterschiedlichkeit bezüglich Trauma, Zeitpunkt und Länge der Behandlung sowie bezüglich der Kombination mit anderen Behandlungstechniken, sodass EMDR-spezifische Therapieeffekte nur schwer zu isolieren sind (s. Tab. 6-6 j).

Ergebnisse: Die hohe Effektivität von EMDR gemäß Einzelfallstudien ist durch kontrollierte Studien bislang nicht ausreichend gesichert.

Schlussfolgerung: EMDR als Behandlungsmethode für PTSD- oder Angststörungen bedarf weiterer Validierung.

Lohr et al. (1995) untersuchten 14 Fallberichte und sechs Gruppenstudien zur EMDR (s. Tab. 6-6 k).

Ergebnisse: Die klinische Effektivität der EMDR-Behandlungsmethode lässt sich durch die vorliegenden kontrollierten, experimentellen Studien nicht ausreichend belegen. Unspezifische und spezifische Therapieeffekte sind nicht voneinander zu trennen.

Schlussfolgerung: Gerade die breitere Anwendung von EMDR bei unterschiedlichen Diagnosen wie PTSD, Phobien, Ängsten, Persönlichkeitsstörungen, Substanzabhängigkeit und Depression bedarf der Absicherung durch weitere kontrollierte Studien mit speziellem Design.

DeBell und Jones (1997) untersuchten sieben experimentelle Studien zu EMDR (s. Tab. 6-6 l).

Ergebnisse: Die Studien zeigen eine große Unterschiedlichkeit bezüglich Komplexität, Untersuchungsdesign, angewandter Messmethoden und Ergebnisse. Vier Studien belegen eine höhere Wirksamkeit von EMDR im Vergleich zu anderen Behandlungsstrategien mit Blick auf die subjektive Stressentlastung der traumatisierten Person. Drei Studien finden keinen Unterschied zu vergleichbaren Imaginations- oder Entspannungstechniken.

Schlussfolgerung: Eine Reihe von definierten Untersuchungskriterien wird für die weitere Erforschung der Therapieeffizienz von EMDR empfohlen.

Cahill et al. (1999) bewerteten alle vorliegenden EMDR-Studien zur Wirksamkeit des Verfahrens und zu möglichen Wirkfaktoren. Sie unterschieden Studientypen, die EMDR mit Nicht-Behandlung (zehn Studien), mit nicht validierten PTSD-Behandlungsverfahren (sechs Studien) und mit kognitiv-behavioraler Therapie als validiertem Verfahren verglichen (eine Studie s. Tab. 6-6 m).

Ergebnisse: Im Vergleich mit nicht validierten Verfahren zeigt EMDR deutliche und anhaltende Symptombesserung. Der Vergleich zu den nicht validierten Verfahren (Image Habituation Training, Relaxation Training, Active Listening) erlaubt keine Rückschlüsse auf eine spezifische Wirksamkeit von EMDR. Die Untersuchung von Devilly und Spence (1999) vergleicht als einzige Studie EMDR mit kognitiv-behavioraler Behandlung. Da keine weiteren Vergleiche mit anderen validierten Verfahren vorliegen, können aus dieser einen Studie keine allgemeinen Rückschlüsse gezogen werden.

Schlussfolgerung: Weitere Studien mit standardisierten Behandlungsprotokollen, gut ausgebildeten Behandlern und unabhängiger Bewertung sind erforderlich, um die spezifische Wirksamkeit von EMDR im Vergleich zu nicht validierten Verfahren zu sichern.

McNally (1999) erarbeitete eine Zusammenstellung (road map) der bislang zum EMDR-Verfahren vorliegenden Studien. Er unterschied EMDR im Vergleich zu Wartelisten-Kontrollgruppen (drei Studien), zu anderen Behandlungen (fünf Studien) und zu anderen validierten PTSD-Behandlungsverfahren (eine Studie). Sechs Studien untersuchten EMDR mit veränderter Behandlungstechnik (Fingerbewegungen, Augenfixation, bilaterale Bewegungen). Einige Metaanalysen untersuchten die Behandlungsergebnisse und Effektstärken im Vergleich zu anderen Verfahren (s. Tab. 6-6 n).

Ergebnisse: Widersprüchliche Studienergebnisse erschweren die Bewertung des Therapieverfahrens. Eine allgemeine Wirksamkeit des Verfahrens ist anhand der vorliegenden kontrollierten Studien gut belegt, jedoch nur eine Studie untersucht EMDR im Vergleich zu einem anerkannten PTSD Behandlungsverfahren. Vor allem ist die spezifische Bedeutung der induzierten Augenbewegungen umstritten und durch Studienergebnisse nicht ausreichen belegt.

Schlussfolgerung: Die Diskussion zur Spezifität des EMDR-Verfahrens bleibt kontrovers. Insofern sind weitere Studien im Vergleich zu validierten Therapieverfahren, die auch die Bedeutung der Augenbewegungen mituntersuchen, unbedingt notwendig.

Shepherd et al. (2000) trugen auf der Grundlage einer umfassenden Literaturrecherche 16 veröffentlichte randomisierte und kontrollierte Studien zusammen, die EMDR im Vergleich zu einer Kontrollgruppe (zwei Studien), im Vergleich zu Gruppen mit verzögertem Behandlungsbeginn (vier Studien), im Vergleich mit anderen Therapieformen (sechs Studien) und mit variierten EMDR-Techniken (sechs Studien) untersuchten. Weiterhin wurden drei unkontrollierte Studien und eine Reihe von Fallstudien untersucht. Nur einige der Studien verfügen über berechnete Effektstärken (s. Tab. 6-6 o).

Ergebnisse: Bis auf eine Studie zeigen alle Untersuchungen statistisch signifikante positive Behandlungseffekte. Eine besondere Wirksamkeit von EMDR gegenüber anderen Verfahren der imaginativen Expositionstherapie ist nicht abzuleiten. Vielfache Hinweise lassen jedoch eine rasche Therapiewirksamkeit vermuten, da die durchschnittlichen Behandlungsstunden mit EMDR (3–6 Sitzungen) deutlich unter denen der Expositionstherapie liegen (› 14 Sitzungen).

Schlussfolgerung: Folgestudien sind notwendig, die – bei größerer Fallzahl – die Länge der Behandlung im Verhältnis zum Behandlungserfolg sowie dessen Stabilität über längere Nachuntersuchungszeiträume berücksichtigen. Da die EMDR-Technik kostengünstig und einfach anzuwenden ist, sind die bisherigen Resultate ermutigend.

6.5 Zusammenfassende Bewertung des aktuellen Kenntnisstandes zur Therapie der Posttraumatischen Belastungsstörung

Eine Beurteilung der Wirksamkeit therapeutischer Techniken zur Behandlung posttraumatischer Belastungssymptome nach Evidence-based-Kriterien ist durch folgende Faktoren beschränkt:

- die noch geringe Anzahl kontrollierter Studien
- die Heterogenität der untersuchten Patientengruppen
- die klinische Notwendigkeit von Methodenkombinationen in der Behandlung (auch aus ethischen Gründen)
- die vermutlich hohe Rate an fehldiagnostizierten bzw. nicht erkannten posttraumatischen Syndromen, die anderen somatischen oder psychiatrischen Diagnosen zugeordnet werden
- das noch hypothetische Wissen um neurobiologische Zusammenhänge und Möglichkeiten der pharmakotherapeutischen Einflussnahme bei PTSD
- die für die Psychotherapieforschung nur eingeschränkte Nutzbarkeit reiner Evidence-based-Kriterien und der Bedarf an psychotherapiegerechten Wissenschaftlichkeitskriterien

Die im Folgenden formulierten Therapieempfehlungen entsprechen somit einer „best evidence" nach Literaturauswertung und haben, dem aktuellen Kenntnisstand entsprechend, vorläufigen Charakter. Gleichzeitig ist es den Autoren wichtig, die vorliegenden Erkenntnisse zur Therapie der Posttraumatischen Belastungsstörung in einem Modell einer prozessgeleiteten Diagnostik und Therapie zusammenzuführen.

Das therapeutische Vorgehen sollte demnach zwischen Interventionen unterscheiden, die folgenden Aspekten dienlich sind:

- der Stabilisierung
- der Traumabearbeitung
- der Rehabilitation bzw. Reintegration

Eine solche Phasenunterscheidung ergibt sich sinnvollerweise aus der besonderen Psychodynamik der posttraumatischen Symptomentwicklung, die als reaktive und schwere Destabilisierung auf externe Einflussfaktoren zu definieren ist. Da diese Destabilisierung in Abhängigkeit vom auslösenden Ereignis und der individuellen Vorbelastung sämtliche biologischen, psychischen und sozialen Funktionsebenen betreffen kann, kommt der Herstellung von Sicherheit und Distanznahme höchste Priorität zu. In besonderer Weise trifft dies auf Traumatisierungen durch andere Personen zu, die das Grundbedürfnis nach interpersoneller Sicherheit und Grundvertrauen grob verletzen.

Die Distanzierungsfähigkeit wird somit wesentlich mitbestimmt durch die Art der Traumatisierung und den zeitlichen Abstand zum traumatischen Ereignis. Einfluss nehmen auch prämorbide Faktoren, mögliche Vortraumatisierungen und die Fähigkeit, auf stabilisierende Ressourcen zurückgreifen zu können. Anzunehmen ist ein individueller Zeitbedarf in einer Größenordnung von Wochen oder Monaten.

Stabilisierung ist also das Ziel der traumatherapeutischen Bemühungen sowohl in der Akutphase nach der Traumatisierung als auch in der Vorbereitung einer traumabearbeitenden Therapie. Als Regel kann gelten: Ohne Stabilisierung keine Traumabearbeitung. Ebenso gilt beim derzeitigen Wissensstand das Primat der Psychotherapie vor Pharmakotherapie (van Etten u. Taylor 1998).

Ausnahmen können hier akute Zustände sein, die eine symptomorientierte Indikation bestimmter Pharmaka ermöglichen (mögliche Substanzklassen: Sedativa, Hypnotika, milde Neuroleptika, trizyklische Antidepressiva mit akut sedierendem Effekt), z. B. im Sinne einer antidepressiven Begleittherapie, zur Dämpfung akuter Erregungszustände sowie zur Abschirmung gegenüber überwältigendem emotionalen Erleben. (Symptombezogene pharmakotherapeutische Effekte sind mit einem Evidenzgrad Stufe 2 gesichert.)

Psychosoziale Interventionen (Evidenzgrad 3) zur Stabilisierung haben Bedeutung:

- zur Herstellung von Sicherheit und Autonomie
- zum Aufbau einer vertrauensbildenden therapeutischen Beziehung
- zur Beendigung eines noch bestehenden Täterkontaktes
- im Sinne einer supportiv orientierten Gesprächsbegleitung
- zur Ressourcenorientierung und -mobilisierung

- zur Organisation und Vernetzung der sozialen Unterstützung
- zur Sekundärprävention traumatischer Folgestörungen

Bei Patienten mit schwerer körperlicher Traumatisierung sind stabilisierende psychotherapeutische Maßnahmen in Ergänzung zur somatischen Akutbehandlung angezeigt (Flatten u. Petzold 1999a, 1999b). In der Frühphase nach der Traumatisierung orientiert sich das therapeutische Vorgehen an allgemeinen Prinzipien der Krisenintervention, die nach Schnyder et al. (2000) durch einen raschen und flexiblen Einsatz, die Konzentration auf die aktuelle Problemlage, eine zeitliche Begrenzung sowie durch eine aktive und direkte, jedoch nicht unbedingt direktive therapeutische Haltung gekennzeichnet sind. Eine frühe Entlastung und Informationsvermittlung scheint bei akuter Traumatisierung unter sekundär präventivem Aspekt sinnvoll. Neuere Studien zeigen, dass das manualisierte Vorgehen des Critical Incident Stress Debriefing CIST (Mitchell 1983) trotz seiner weltweiten Verbreitung in der wissenschaftlichen und klinischen Beurteilung kritisch zu diskutieren ist und Patienten nach Debriefing eine vermehrte posttraumatische Belastung zeigen können (Bisson et al. 1997; Carlier et al. 1998). Als Schlussfolgerung ergibt sich die Empfehlung, Debriefing als individualisierte Unterstützung im Sinne einer Krisenintervention und nicht als uniformes Behandlungsmanagement für potenziell Betroffene zu gestalten.

Traumabearbeitende Therapien setzen den Abschluss des traumatisierenden Ereignisses und die Beendigung traumatisierender Beziehungen voraus. Aufgrund ihrer besonderen Risiken (Gefahr der affektiven Überflutung und Retraumatisierung) gelten für die traumabearbeitenden Therapien relative und absolute Kontraindikationen:

- Als **relative Kontraindikationen** sind eine instabile psychosoziale und körperliche Situation zu beachten sowie mangelnde Affekttoleranz, anhaltende Dissoziationsneigung, unkontrolliert autoaggressives Verhalten und mangelnde Distanzierungsfähigkeit zum traumatischen Ereignis.
- Als **absolute Kontraindikationen** gelten psychotisches bzw. psychosenahes Erleben, akute Suizidalität und anhaltender Täterkontakt.

Gemeinsames Prinzip aller traumabearbeitende Therapien ist die „Traumasynthese durch Traumaexposition". Traumasynthese bedeutet hier eine Integration des traumatischen Erlebens in die individuelle Biographie als „die Erfahrung, das Trauma überlebt zu haben" (Eßlinger 1998). Fokus der therapeutischen Bearbeitung sind die als traumareaktiv definierten Zustände von intrusivem Wiedererleben und affektiver Überflutung sowie die häufig daraus resultierenden Verhaltensänderungen. Ob für den angestrebten therapeutischen Prozess das Modell der Habituation (behavioral), das der kognitiven

Umbewertung (kognitiv, psychodynamisch) oder das der prozessierten Information (EMDR) am hilfreichsten ist, kann zurzeit noch nicht entschieden werden.

Positive und kontrollierte Studienergebnisse liegen vor für verschiedene (z. T. kombinierte) kognitiv-behaviorale Techniken (Evidenzgrad 2), EMDR (Evidenzgrad 2) und weitere Verfahren der imaginativen Exposition (Evidenzgrad 3).

Behaviorale Verfahren ermöglichen je nach Technik (Exposition *in sensu*, *in vivo*, Flooding) eine in der Intensität gestufte Reizkonfrontation. Die Gefahr der Reizüberflutung muss stets beachtet werden und hat in der Vergangenheit zu einer z. T. hohen Abbruchrate in behavioralen Therapiestudien geführt. Gestufte Distanzierungs- und Kontrollfähigkeit ist auch bei der projektiv vorgehenden Bildschirm- bzw. Screen-Technik gegeben. Eine störungs- oder traumaspezifische Indikation ist von der Kenntnis der Verfahren zurzeit jedoch nicht ableitbar.

Tendenziell wird bei Überwiegen eines vermeidungsbetonten, traumabezogenen Verhaltens die Anwendung traumakonfrontierender Verfahren empfohlen, bei Überwiegen angstbetonter Komponenten ist die Indikation zur Kombination mit kognitiven Techniken gegeben. Bewährt hat sich bei einzelnen Traumagruppen auch die Kombination von traumabearbeitenden Verfahren mit psychoedukativen Programmen (vgl. SIT). Die Entwicklung spezieller Protokolle in der EMDR-Technik hat zu einem breiten Einsatz des Therapieverfahrens geführt, wobei neben einer gestuften Konfrontation psychodynamische, kognitive und psychoedukative Maßnahmen integriert werden.

Psychodynamische Traumatherapie im Einzel- oder Gruppensetting verzichtete bislang auf eine elaborierte Expositionstechnik. Zu überlegen ist jedoch, inwieweit gerade eine Kombination mit einem gut steuerbaren konfrontativen Vorgehen eine wichtige Ergänzung darstellen könnte. Das Arbeitsprinzip psychodynamischer Traumatherapie basiert auf der dyadischen therapeutischen Beziehung, unter Betonung von Übertragung und Gegenübertragung. Die meisten gruppentherapeutischen Vorgehensweisen arbeiten nach psychodynamischen Prinzipien, jedoch muss aufgrund der bisherigen Erfahrungen ein analytisches Gruppensetting als kontraindiziert gelten. Als notwendige Voraussetzung zu gruppentherapeutischem Vorgehen ist eine bereits erreichte Stabilisierung und Distanzierungsfähigkeit zu fordern (Llewellyn 1997). Weiterentwicklungen psychodynamischer Modelle zur Traumatherapie wurden unter anderen von Meichenbaum (1994) als narrativ-konstruktive Therapie und von Fischer et al. (1998) als Mehrdimensionale Psychoanalytische Trauma-Therapie (MPTT) beschrieben. Psychodynamische Traumatherapie wurde bislang in nur wenigen Studien evaluiert, so dass ihre Effekte nur mit einem Evidenzgrad 3 gesichert sind.

Als adjuvante Verfahren haben sich in der Behandlung traumatischer Störungen eine Reihe unterschiedlicher Vorgehensweisen bewährt, deren jeweilige Anwendung aus allgemein-psychosomatischen Settings vertraut ist. Ihre Anwendung ist nicht phasenspezifisch und somit je nach Differenzialindikation sowohl zur Stabilisierung als auch zur Begleitung (Einbettung) einer traumabearbeitenden Therapie und zur Ergänzug rehabilitativer Maßnahmen gerechtfertigt. Positive Erfahrungen liegen mit der Integration von Entspannungsverfahren vor, mit psychoedukativen Programmen, Atemtherapie, Künstlerischer Therapie und verschiedenen körpertherapeutischen Verfahren. Besondere Bedeutung dürfte ihnen vor allem in der Vorbereitung und Behandlung komplexer Traumastörungen zukommen, die mit einer Körperschemastörung, z. B. nach Verletzung, Folter oder Vergewaltigung, einhergehen. Da ihre Anwendung bislang adjuvant ausschließlich in kombinierten Therapieprogrammen erfolgte, kann über ihre Bedeutung als Einzelverfahren keine Aussage gemacht werden (Evidenzgrad 3).

Der häufig langwierige Verlauf und die Chronifizierungsneigung bei posttraumatischen Störungen rechtfertigen Überlegungen zu rehabilitativen Maßnahmen und therapeutischen Zielen bei PTSD. Rehabilitative Maßnahmen ergänzen die Bemühungen einer traumabearbeitenden Therapie, ihr Stellenwert erhöht sich jedoch bei nicht möglicher (weil kontraindiziert) oder nicht gelingender (weil chronifiziert oder therapierefraktär) Traumabearbeitung.

Ergänzend zur Zielsetzung der Stabilisierungtherapie haben rehabilitative Maßnahmen vor allem supportive Ziele und, nach erfolgter Traumabearbeitung, die Aufgabe einer psychosozialen, familiären und beruflichen Reintegration. Neben einer Verbesserung der Alltagsbewältigung geht es auch um die Entwicklung adaptiver Verhaltensmuster, die im Sinne einer tertiären Prävention weiterer Retraumatisierungen vorbeugen.

Rehabilitative Maßnahmen für die Posttraumatische Belastungsstörung sind bislang wenig diskutiert und nicht evaluiert worden. Spezielle traumabezogene Rehabilitationskonzepte wurden jedoch bedarfsorientiert entwickelt oder entstanden in Selbstorganisation in der ambulanten Nachsorge von Katastrophen (z. B. Borken, Ramstein). Sie sind bislang häufig Ausdruck von Selbsthilfe-Bemühungen. Eine Vielzahl stationärer psychosomatischer und psychiatrischer Einrichtungen entwickelt derzeit Nachbetreuungskonzepte für tramatisierte Patienten. Eine Übersicht dazu findet sich bei Lamprecht (2000).

Zusammenfassend kann für die Therapie der Posttraumatischen Belastungsstörung formuliert werden:

Entsprechend dem syndromalen und multifaktoriellen Charakter des Störungsbildes hat sich therapeutisch ein multimodales Vorgehen bewährt, das verschiedene therapeutische Techniken integriert. Die Auswahl und Kombination der geeigneten Verfahren sind beim derzeitigen Wissensstand entsprechend der differenzialdiagnostischen Beurteilung und in Abstimmung auf den Einzelfall vorzunehmen. Zentrale Bedeutung kommt einem phasenorientierten Vorgehen zu. Traumabearbeitende Therapie setzt Stabilisierung voraus. Hierfür haben sich eine Reihe differenzierter therapeutischer Techniken als effektiv bewährt (Sherman 1998), ohne dass zurzeit im Vergleich der Verfahren eine abschließende Beurteilung ihrer Wirksamkeit möglich ist.

Die Versorgungsmöglichkeiten in Deutschland werden begrenzt durch die Versorgungsstrukturen, die den aktuellen Kenntnisstand des Krankheitsbildes sowie die relevanten diagnostischen und therapeutischen Vorgehensweisen erst ansatzweise umzusetzen vermögen. In Kapitel 7 werden deshalb neben dem Ist-Zustand Forderungen an den Soll-Zustand für eine adäquate Versorgung posttraumatischer Störungsbilder formuliert.

6.6 Tabellarische Übersicht relevanter Review-Studien zu therapeutischen Verfahren

Die folgenden Literaturangaben sind den jeweiligen Review-Studien (erste Spalte) entnommen.

Tab. 6-6a

Review-Studien	Psycho-pharmako-therapie	Verhaltens-therapie	Kognitive Therapie	EMDR	Psycho-dynamische Therapie	Hypnotherapie Familientherapie Gruppentherapie
Solomon et al. 1992 Review von 225 PTSD-Therapiestudien	**5 kontrollierte Doppelblind-studien** • Shestazky et al. 1988 • Frank et al. 1988 • Davidson et al. 1990 • Reist et al. 1989 • Braun et al. 1990	**6 kontrollierte Studien,** davon 4 zu Reizüberflutung • Keane et al. 1989 • Cooper u. Clum 1989 • Boudewyns u. Hyer 1990 • Foa et al. 1991 2 zu Desensibilisierung • Brom et al. 1989 • Peniston 1986	**1 kontrollierte Studie** • Foa et al. 1991		**1 kontrollierte Studie zu SIT** • Brom et al. 1989	

Zusammenfassung: Methodische Mängel überwiegen bei allen Studien; die besten Wirksamkeitsnachweise liegen für verhaltenstherapeutische Techniken vor; andere Therapieverfahren zeigen ebenfalls Wirksamkeit in einzelnen Symptombereichen.

Tab. 6-6b

Review-Studien	Psycho-pharmako-therapie	Verhaltens-therapie	Kognitive Therapie	EMDR	Psycho-dynamische Therapie	Hypnotherapie Familientherapie Gruppentherapie
Ebbinghaus et al. 1996 Review von 260 PTSD-Therapiestudien	6 randomisierte, plazebo-kontrollierte Doppelblind-studien • Shestazky et al. 1988 • Reist et al. 1989 • Davidson et al. 1990 • Kosten et al. 1991 • Van der Kolk 1994 • Braun et al. 1990	6 kontrollierte Studien, davon 4 zu Reizüberflutung • Keane et al. 1989 • Cooper u. Clum 1989 • Boudewyns u. Hyer 1990 • Foa et al. 1991 2 zu Desensibili-sierung • Brom et al. 1989 • Peniston 1986	1 kontrollierte Studie zu SIT • Foa et al. 1991	2 vergleichende Studien • Herbert u. Meuser 1992 • Metter u. Michelson 1993	1 kontrollierte Studie • Brom et al. 1989 2 unkontrollierte Studien	1 kontrollierte Studie zu Hypnotherapie • Brom et al. 1989

Zusammenfassung: Desensibilisierung und Reizüberflutung zeigen in Studien Wirksamkeit, besonders auf die Reduktion intrusiver Symptome; Kognitive Therapien, Psychodynamische Therapie und Hypnotherapie scheinen wirksam, vor allem auf Vermeidungssymptome, ein ausreichender wissenschaftlicher Nachweis fehlt noch; Gruppentherapie ist hilfreich zur gesellschaftlichen Wiedereingliederung; Psychopharmaka zeigen Wirksamkeit auf partielle PTSD-Symptome.

Tab. 6-6c

Review-Studien	Psycho-pharmako-therapie	Verhaltens-therapie	Kognitive Therapie	EMDR	Psycho-dynamische Therapie	Hypnotherapie Familientherapie Gruppentherapie
Shalev et al. (1996a) Review von 65 PTSD-Therapiestudien	**8 kontrollierte Studien** • Shestazky et al. 1988 • Frank et al. 1988 • Davidson et al. 1990 • Reist et al. 1989 • Braun et al. 1990 • Kosten et al. 1991 • Davidson et al. 1993 • van der Kolk et al. 1994	**8 kontrollierte Studien,** davon 4 zu Reizüberflutung • Keane et al. 1989 • Cooper u. Clum 1989 • Boudewyns u. Hyer 1990 • Boudewyns et al. 1990 4 zu Desensibilisierung • Peniston et al. 1986 • Brom et al. 1989 • Richards et al. 1994 • Solomon et al. 1992	**3 kontrollierte Studien** • Resick et al. 1988 • Foa et al. 1991 • Resick u. Schnicke 1992		**1 kontrollierte Studie** • Brom et al. 1989	

Zusammenfassung: Frühe Behandlung zeigt höhere Effektivität; fast alle Behandlungsmethoden zeigen Wirksamkeit in einzelnen Symptombereichen; die Kombination von Pharmakotherapie und Psychotherapie zeigt synergetische Effekte. Behandlungen sollten kombiniert, dem individuellen Symptombild und der Symptomschwere angepasst werden.

Tab. 6-6d

Review-Studien	Psycho-pharmako-therapie	Verhaltens-therapie	Kognitive Therapie	EMDR	Psycho-dynamische Therapie	Hypnotherapie Familientherapie Gruppentherapie
Gerrity u. Solomon 1996 Review von 455 PTSD-Therapiestudien	5 kontrollierte Doppelblind-studien • Shestazky et al. 1988 • Frank et al. 1988 • Davidson et al. 1990 • Reist et al. 1989 • Braun et al. 1990	6 kontrollierte Studien, davon 4 zu Reizüberflutung • Keane et. al. 1989 • Cooper u. Clum 1989 • Boudewyns u. Hyer 1990 • Foa et al. 1991 2 zu Desensibilisierung • Brom et al. 1989 • Peniston 1986	1 kontrollierte Studie zu SIT • Foa et al. 1991		1 kontrollierte Studie • Brom et al. 1989	

Zusammenfassung: Methodische Mängel überwiegen bei allen Studien; die besten Wirksamkeitsnachweise liegen für verhaltentherapeutische Techniken vor; andere Therapieverfahren zeigen ebenfalls Wirksamkeit in einzelnen Symptombereichen; hilfreich ist ggf. die Kombination mehrerer Verfahren.

Tab. 6-6e

Review-Studien	Psycho-pharmako-therapie	Verhaltens-therapie	Kognitive Therapie	EMDR	Psycho-dynamische Therapie	Hypnotherapie Familientherapie Gruppentherapie
Foa u. Meadows 1997		**9 kontrollierte Studien** • Brom et al. 1989 • Cooper u. Clum 1989 • Keane et al. 1989 • Boudewyns u. Hyer 1990 • Boudewyns et al. 1990 • Foa et al. 1991 • Foa 1995a • Richards et al. 1994 • Thompson et al. 1995	**2 kontrollierte Studien zu SIT** • Resick et al. 1988 • Foa et al. 1991 **Kombinierte Therapien** • Foa 1995b • Resick u. Schnicke 1992b • Resick u. Schnicke 1992a	**8 kontrollierte Studien** • Boudewyns et al. 1993 • Jensen et al. 1994 • Renfrey u. Spates 1994 • Vaughan et al. 1994 • Silver et al. 1995 • Wilson et al. 1995 • Rothbaum 1995 • Pitman et al. 1996	**4 kontrollierte Studien** • Roth et al. 1988 • Brom et al. 1989 • Marmar et al. 1988 • Scarvalone 1995 **1 unkontrollierte Studie** • Lindy et al. 1983	**1 kontrollierte Studie zu Hypnotherapie** • Brom et al. 1989

Zusammenfassung: Kognitiv-/verhaltenstherapeutische Behandlungsmethoden haben die meisten kontrollierten Outcome-Studien; PE (Prolonged Exposure) und SIT (Stress Inoculation Therapy) sind wirksam in der Reduzierung von PTSD-Symptomen; andere Therapieverfahren können zurzeit aufgrund mangelnder Effektivitätsnachweise nicht empfohlen werden.

Tab. 6-6f

Review-Studien	Psycho-pharmako-therapie	Verhaltens-therapie	Kognitive Therapie	EMDR	Psycho-dynamische Therapie	Hypnotherapie Familientherapie Gruppentherapie
Sherman 1998 Review von 17 PTSD-Therapie-studien		• Boudewyns u. Hyer 1990a • Boudewyns u. Hyer 1990b • Cooper u. Clum 1989 • Foa et al. 1991 • Foa et al. 1994 • Foa et al. 1995 • Keane et al. 1989 • Peniston 1986	• Chemtob et al. 1977 • Resick u. Schnicke 1992	• Jensen et al. 1994 • Vaughan et al. 1994 • Boudewyns u. Hyer 1996	• Brom et al. 1989	**3 Studien zu sonstigen Verfahren** • Hammarberg et al. 1994 • Ragsdale et al. 1996 • Solomon et al. 1992

Zusammenfassung: Obwohl die meisten Studien zu den kognitiv-behavioralen Verfahren vorliegen, kann daraus nicht auf eine Überlegenheit der Behandlungsmethode geschlossen werden. Es ist davon auszugehen, dass die Verfahren gemeinsame und wirksame Behandlungselemente enthalten. Die Wirksamkeit psychotherapeutischer Behandlung bei posttraumatischen Störungen wird mit signifikanten Effektstärken bestätigt.

Tab. 6-6g

Review-Studien	Psycho-pharmako-therapie	Verhaltens-therapie	Kognitive Therapie	EMDR	Psycho-dynamische Therapie	Hypnotherapie Familientherapie Gruppentherapie
Van Etten u. Taylor 1998 Review von 61 PTSD-Therapie-studien	**6 Studien zu trizyklischen Antidepressiva** **7 Studien zu MAO-Hemmern** **3 sonstige Studien** • Burstein 1984 • Shestazky et al. 1988 • Kaufmann et al. 1987 • Leerer et al. 1987 • Davidson et al. 1987 • Lipper et al. 1990 • Davidson et al. 1990 • Reist et al. 1989 • Braun et al. 1990 • Kosten et al. 1991	**10 kontrollierte Studien zu Expositions-behandlung** • Brom et al. 1989 • Cooper u. Clum 1989 • Keane et al. 1989 • Foa et al. 1991 • Vaughan u. Tarrier 1992 • Foa et al. (2 unveröffentlichte Studien) • Richards et al. 1994 • Pitman et al. 1996 • Hickling u. Blanchard 1997	**3 kontrollierte Studien zu SIT** • Foa et al. (2 unveröffentliche Studien) • Foa et al. 1991	**11 kontrollierte Studien** • Carlson et al. 1998 • Devilly (unveröffentlicht) • Forbes et al. 1994 • Jensen et al. 1994 • Lazrowe (unveröffentlicht) • Marcus (unveröffentlicht) • Montgomery et al. 1994 • Rothbaum (im Druck) • Pitman et al. 1996 • Wilson (unveröffentlicht) • Scheck et al. 1998	**1 kontrollierte Studie** • Brom et al. 1989	**1 kontrollierte Studie** • Brom et al. 1989

- van der Kolk 1994
- Marmar et al.
  1996
- Nagy et al. 1993
- Rothbaum et al.
  1996
- Hertzberg et al. 1996
- Baker et al. 1995

Zusammenfassung: Die Berechnung der Effekt-Stärken ergibt für VT-Behandlung und EMDR vergleichbare und gute Wirksamkeit für das gesamte Symptomspektrum der PTSD, auch in der Follow-up- Beurteilung. Pharmakologische Wirksamkeit ist für die Dauer der Behandlung am effektivsten bei Serotonin-Reuptake-Inhibitoren nachzuweisen.

Tab. 6-6h

Review-Studien	Psycho-pharmako-therapie	Verhaltens-therapie	Kognitive Therapie	EMDR	Psycho-dynamische Therapie	Hypnotherapie Familientherapie Gruppentherapie
Früh et al. 1995 Review von 11 Therapiestudien bei Kriegs-teilnehmern		**4 kontrollierte Gruppenstudien** • Keane u. Fairbank 1989 • Boudewyns u. Hyer 1990 • Cooper u. Clum 1989 • Boudewyns et al. 1990		**2 kontrollierte Studien** • Boudewyns et al. 1993 • Jensen et al. 1994		

Zusammenfassung: Expositionsbehandlung ist wirksam bei kriegsbezogenen PTSD-Symptomen; Besserung bei Intrusionssymptomen und physiologischer Reagibilität; Einfluss nicht gesichert auf Vermeidung, sozialen Rückzug und emotionalen Rückzug.

Tab. 6-6i

Review-Studien	Psycho-pharmako-therapie	Verhaltens-therapie	Kognitive Therapie	EMDR	Psycho-dynamische Therapie	Hypnotherapie Familientherapie Gruppentherapie
McIvor u. Turner 1995 Review von 125 Artikeln zur Behandlung von Folteropfern	symptom-bezogene Verordnung	Expositions-behandlung für einzelne Symptome, Gefahr von negativer Verstärkung			zur Integrations-arbeit, in Abhängig-keit von Trauma und Persönlichkeit, „Testimony"-Konzept unterstützt aktive Behandlungsführung (folterspezifisch)	

Zusammenfassung: Die Therapiestrategien bei Folteropfern sind heterogen. Eine Effizienzbewertung durch kontrollierte Studien liegt nicht vor. Befürwortet wird ein flexibles, abgestuftes und klientenzentriertes Vorgehen unter Berücksichtigung sozial-politischer und kultureller Besonderheiten.

Review-Studien zu EMDR

Tab. 6-6j

Review-Studien	Schwerpunkte/untersuchte Studien		
Acierno et al. 1994	**12 EMDR-Studien** **8 unkontrollierte Studien** **4 kontrollierte Studien**	**4 kontrollierte Studien** • Shapiro 1989b • Sanderson et al. 1992 • Boudewyns u. Hyer 1993 • Acierno et al. 1994	

Zusammenfassung: Einzelfallstudien und unkontrollierte Studien dokumentieren eine hohe subjektive Wirksamkeit von EMDR vor allem für angstspezifische PTSD-Symptome ohne objektive Parameter zur Beurteilung des Behandlungsverlaufs. Die therapeutische Effektivität von EMDR ist durch die vorliegenden Studien nicht ausreichend gesichert.

Tab. 6-6k

Review-Studien	Schwerpunkte/untersuchte Studien	
Lohr et al. 1995	20 EMDR-Studien 14 Fallstudien 6 Gruppen-studien	6 kontrollierte Studien • Boudewyns et al. 1993 • Jensen 1994 • Renfrey u. Spates 1994 • Silver et al. 1995 • Vaughn et al. 1995 • Wilson et al. 1995

Zusammenfassung: Die beurteilten Studien unterscheiden nicht zwischen spezifischen und nicht-spezifischen Therapieeffekten. Die positive Beurteilung klinischer Verläufe lässt somit keine diagnose- und methodenspezifischen Bewertung zu. EMDR als Behandlungsmethode für PTSD und andere Störungen (Angst, Phobien, Persönlichkeitsstörungen, Depression, Substanzabhängigkeit) bedarf weiterer kontrollierter Studien mit speziellem Design.

Tab. 6-6l

Review-Studien	Schwerpunkte/untersuchte Studien	
DeBell u. Jones 1997	**EMDR** **7 experimentelle Studien**	**7 kontrollierte Studien** • Shapiro 1989a • Sanderson u. Carpenter 1992 • Montgomery u. Allyon 1994 • Renfrey u. Spates 1994 • Boudewyns et al. 1993 • Jensen 1994 • Vaughan et al. 1994

Zusammenfassung: Die Studien zeigen erhebliche Validitätsmängel bezüglich Behandlungstechnik, Diagnostik, Training der Behandler, Kontrollgruppen und der Auswahl objektiver Parameter des Behandlungsverlaufs. Vier Untersuchungen berichten eine Überlegenheit von EMDR gegenüber alternativen Behandlungstechniken bezogen auf die subjektive Entlastung von traumatischem Stress. Die Beurteilung der Behandlungseffektivität mit EMDR ist durch weitere kontrollierte Studien zu sichern.

Tab. 6-6m

Review-Studien	Schwerpunkte/untersuchte Studien			
Cahill et al. 1999	16 EMDR-Studien im Vergleich zu Nicht-Behandlung, zu nicht validierten und zu validierten Verfahren	**9 EMDR-Studien im Vergleich zu Nicht-Behandlung**	**6 EMDR-Studien im Vergleich zu nicht validierten Verfahren**	**1 EMDR-Studie im Vergleich zu validierten Verfahren**
		• Carlson et al. 1998	• Carlson et al. 1996	• Devilly u. Spence 1999
		• Wilson et al. 1995; 1997	• Silver et al. 1995	
		• Vaughan et al. 1994	• Vaughan et al. 1994	
		• Jensen 1994	• Shapiro 1989a	
		• Boudewyns et al. 1993	• Scheck et al. 1998	
		• Devilly et al. 1997	• Marcus et al. 1997	
		• Grainger et al. 1997		
		• Silver et al. 1995		

Zusammenfassung: Weitere Studien mit standardisierten Behandlungsprotokollen, gut ausgebildeten Behandlern und Bewertung durch unabhängige Rater sind erforderlich, um die spezifische Wirksamkeit von EMDR im Vergleich zu validierten Verfahren zu sichern.

Tab. 6-6n

Review-Studien	Schwerpunkte/untersuchte Studien					
McNally 1999	36 Studien zur Wirksamkeit von EMDR (im Literaturüberblick sind neben kontrollierten Studien auch Review-studien und Studien zur EMDR-Behandlung bei Angststörung enthalten)	**6 EMDR-Studien im Vergleich verschiedener Behandlungstechniken** • Boudewyns u. Hyer 1996 • Devilly et al. 1998 • Gosselin u. Matthews 1995 • Pitman et al. 1996 • Renfrey u. Spates 1994 • Wilson et al. 1996	**3 EMDR-Studien im Vergleich zu Wartelisten-behandlung** • Wilson et al. 1997 • Wilson et al. 1995 • Rothbaum 1997	**5 EMDR-Studien im Vergleich zu anderen Psycho-therapie-verfahren** • Jensen 1994 • Marcus et al. 1997 • Vaughan et al. 1994 • Scheck et al. 1998 • Carlson et al. 1998	**1 EMDR-Studie im Vergleich zu einem vali-dierten Verfahren** • Devilly u. Spence 1999	**andere einbezogene EMDR-Studien** • Greenwald 1996 • McNally (im Druck-a) • McNally (im Druck-b) • Muris et al. 1998 • Muris et al. 1997 • Rosen u. Lohr 1997 • Rosen et al. 1998a • Rosen et al. 1998b • Shapiro 1994 • Shapiro 1996 • Van Etten u. Taylor 1998 • DeBell u. Jones 1997 • Devilly u. Spence 1999 • Lohr et al 1998 • Rosen (im Druck) • Shapiro 1989a • Shapiro 1995 • Feske 1998

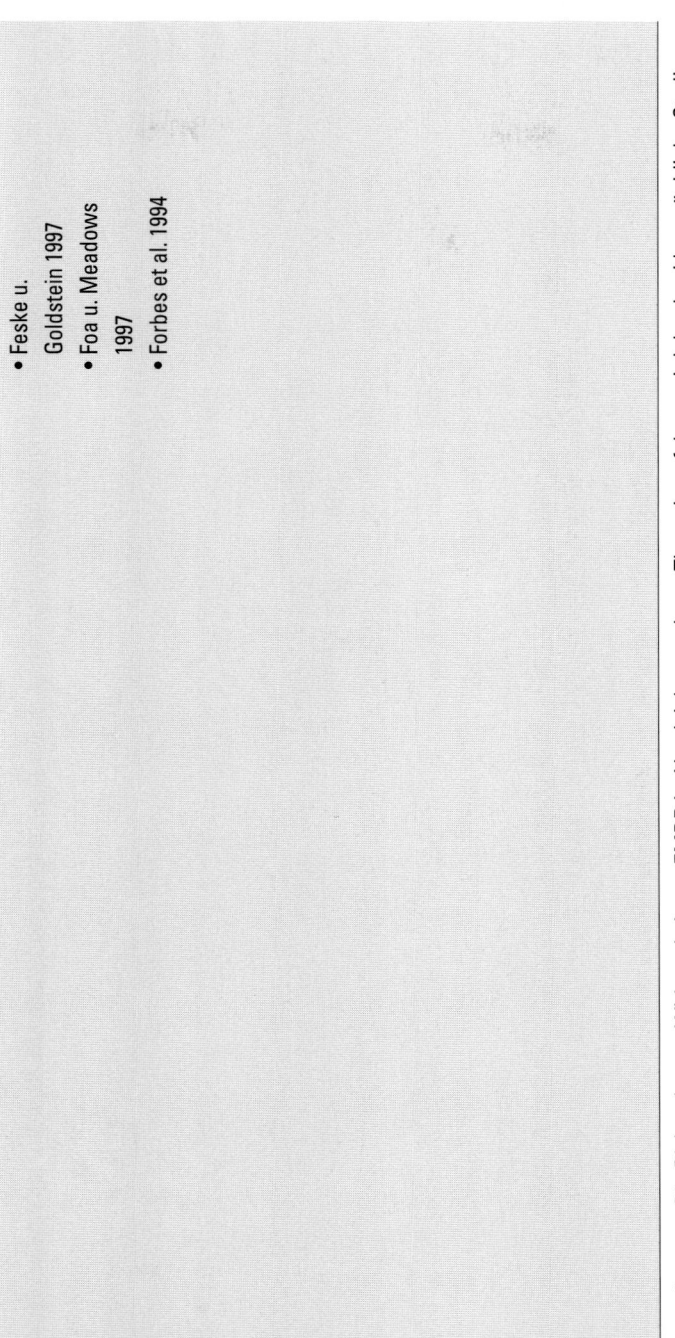

- Feske u. Goldstein 1997
- Foa u. Meadows 1997
- Forbes et al. 1994

Zusammenfassung: Die Diskussion zur Wirksamkeit von EMDR im Vergleich zu anderen Therapieverfahren wird durch widersprüchliche Studienergebnisse geprägt. Umstritten ist vor allem die spezifische Bedeutung der induzierten Augenbewegungen. Eine allgemeine Wirksamkeit von EMDR bei posttraumatischen Störungen wird durch mehrere kontrollierte Studien belegt, jedoch nur eine Studie untersucht EMDR im Vergleich zu einem anerkannten PTSD-Behandlungsverfahren.

Tab. 6-60

Review-Studien	Schwerpunkte/untersuchte Studien				
Shepherd et al. 2000	18 Studien zur Wirksamkeit von EMDR	2 EMDR-Studien im Vergleich zu Kontrollgruppe	4 EMDR-Studien im Vergleich zu Wartelisten-Behandlung	6 EMDR-Studien im Vergleich zu anderen Psychotherapieverfahren	6 EMDR-Studien im Vergleich zu verschiedenen Behandlungstechniken
	16 randomisierte, kontrollierte Studien, 2 kontrollierte nicht randomisierte Studien	• Jensen 1994 • Vaughan et al. 1994	• Shapiro 1989 • Rothbaum 1997 • Wilson et al. 1995 • Wilson et al. 1997	• Scheck et al. 1998 • Rogers et al. 1999 • Vaughan et al. 1994 • Devilly u. Spence 1999 • Marcus et al. 1997 • Carlson et al. 1998	• Boudewyns et al. 1993 • Pitman et al. 1996 • Devilly et al. 1999 • Cusack u. Spates 1999 • Renfrey u. Spates 1994 • Wilson et al.1996

Zusammenfassung: Die Studienergebnisse zur Wirksamkeit von EMDR im Vergleich zu anderen Traumabehandlungstechniken sind uneinheitlich. Eine Überlegenheit der Methode ist daraus nicht abzuleiten, jedoch finden sich Hinweise auf eine rasche Wirksamkeit in wenigen Sitzungen. Die spezifische Wirksamkeit der Augenbewegungen ist nicht belegt. Aufgrund der bisher ermutigenden Erfahrungen werden Untersuchungen an größeren Patientengruppen und mit längeren Nachuntersuchungszeiträumen angeregt.

7 Strukturen zur Versorgung posttraumatisch erkrankter Patienten

A. Hofmann, G. Flatten, T. Siol, E. Petzold

7.1 Aufgabenstellung

Aus den Studien zur Epidemiologie (s. Kap. 3), dem Verlauf psychotraumatischer Störungen (Blank 1993a) sowie den bisher gesicherten Erkenntnissen zur Diagnostik und Behandlung dieser Störungen (Wilson u. Raphael 1993; van der Kolk et al. 1996c; Fischer u. Riedesser 1998) lässt sich folgende Situation der Versorgungsstrukturen festhalten:

- Patienten mit behandlungsbedürftigen posttraumatischen Störungen sind nicht selten. Sie leiden aber nur in wenigen Fällen unter einem „reinen" posttraumatischen Belastungssyndrom, viel häufiger aber unter psychischen Störungen, die zusätzlich oftmals zeitlich, wenn nicht ursächlich in Zusammenhang mit weiteren, z.B. depressiven, Störungen, Angsterkrankungen, dissoziativen Störungen oder somatoformen Störungen stehen. Eine zukünftige Versorgungstruktur muss dies für diese Patientengruppen berücksichtigen. Metaanalysen von Psychotherapien bei Posttraumatischen Belastungsstörungen haben gezeigt, dass allein durch die Behandlung der PTSD die Komorbidität signifikant abnimmt (van Etten u. Taylor 1998).
- Die Erkrankung hat eine hohe, von der Art der Traumatisierung abhängige Chronifizierungstendenz, die erhebliche Einschränkungen der Lebens- und Arbeitsfähigkeit hervorrufen kann (Herman 1992b; van der Kolk et al. 1996c).

- Posttraumatische Belastungsstörungen sind mit einer üblichen Psychotherapie, die die spezielle Problematik der Störung unberücksichtigt lässt, nur eingeschränkt behandelbar. Ein Hauptproblem scheinen dabei die in der Therapiesitzung ausgelösten und nach der Therapiesitzung schlecht wieder distanzierbaren belastenden Erinnerungen zu sein (van der Kolk 1996). Diese Art von Triggerungen können re-traumatisierend sein und sprechen dafür, dass bei diesen Patienten eher traumaspezifische, modifizierte Therapieverfahren anzuraten sind (Reddemann u. Sachsse 1997).

- Mit spezifischen traumabearbeitenden Verfahren sind bei den einfacheren Formen der Störung (ohne hohe Komorbidität, meist nach Einzeltraumatisierungen) gute Behandlungserfolge belegt (Evidenzstufe 2). Eine ähnliche Tendenz scheint sich auch bei komplexeren Formen des Störungsbildes (mit Komorbidität, nach mehrfacher, möglicherweise in der Kindheit erfolgter Traumatisierung) abzuzeichnen (Evidenzstufe 3).

- Da es sich bei der zentralen Maßnahme der Therapie, der Traumabearbeitung, um eine belastende, mit Risiken behaftete Maßnahme handelt (Pitman et al. 1991), ist als Voraussetzung ihre Durchführung eine ausreichende psychosoziale und körperliche „Stabilisierung" des Patienten zu empfehlen (van der Kolk et al. 1996c; ISSD 1997). Aus der rationalen Perspektive, dass also ein Patient die emotionale Belastung einer erneuten Erinnerung an das Trauma verarbeiten können muss, erscheint dies auch sinnvoll. Systematische Studien existieren darüber jedoch nicht. Eine Berücksichtigung einer „Stabilisierungsphase" im Rahmen einer Versorgungsstruktur erscheint daher sinnvoll (Evidenzstufe 3).

7.2 Ist-Zustand der Versorgung im deutschsprachigen Raum

Der derzeitige Zustand der Versorgung posttraumatisch erkrankter Patienten im deutschsprachigen Raum ist zwar nur eingeschränkt beurteilbar, aber sicher nicht ausreichend.

Das Fehlen von systematisch erhobenen Informationen in diesem Bereich liegt sowohl an einer mangelnden systematischen Diagnostik und Erfassung traumabedingter Störungsbilder (mit der Folge ihrer Nicht-Versorgung im Gesundheitssystem) als auch an fehlenden Studien von Behandlungsangeboten und therapeutischen Verläufen in den wenigen, meist in den letzten Jahren entstandenen spezialisierten Behandlungsprogrammen, Spezialstationen und (überwiegend ambulanten) Behandlungszentren.

Auf Evidenzstufe 3 lassen sich einige Beobachtungen festhalten:

- Trotz der Häufigkeit der Störung und der Möglichkeiten zu Ihrer Behandlung werden die Leitsymptome, diagnostische Maßnahmen sowie die wichtigsten Behandlungsansätze auch unter Fachpsychotherapeuten erst in letzter Zeit mehr und mehr bekannt (Dahlmann 1993; Maercker 1997; Fischer u. Riedesser 1998). Dies scheint sich zwar derzeit zu ändern, Aufnahme in die curricularen Ausbildungen zum Psychotherapeuten haben die Erkenntnisse der neueren Psychotraumatologie bisher jedoch nur in einigen wenigen Fällen bekommen. Dieser Mangel an einer strukturierten Fortbildung hat Auswirkungen sowohl auf die Diagnostik als auch auf die Begutachtung posttraumatischer Störungen.

- Die Versorgung der verschiedenen Gruppen von posttraumatisch erkrankten Patienten wird bisher lediglich von wenigen Institutionen des Gesundheitssystems angeboten, die sich meist auf einen Teil dieser Patientengruppe spezialisiert haben. So bestehen derzeit Zentren zur Behandlung von Folteropfern u. a. in Berlin, Köln und Frankfurt sowie universitäre Ambulanzen für Gewalt- und Unfallopfer in Aachen, Freiburg, Hannover, Köln und Zürich. Auch steigt die Zahl von spezialisierten Schwerpunktstationen für erwachsene Opfer traumatisierender Erfahrungen (s. Lempa u. Sack 2000). Für die Mehrzahl der Patienten mit posttraumatischen Erkrankungen gibt es jedoch, sollte die Diagnose einer Traumastörung überhaupt gestellt werden, keine ausreichenden wohnortnahen Versorgungsangebote. Eine Folge sind die z. T. bundesweiten „Wanderungen" von Traumapatienten zu entsprechenden spezialisierten Zentren, die jedoch die Versorgung auf größere Distanz meist nicht übernehmen können. Einige spezialisierte Stationen haben daher die Praxis monatelanger Wartelisten (bis zu einem Jahr) aufgegeben und schränken die Aufnahmen trotz bundesweiter Nachfrage auf die nähere Region ein.

- Weiterhin gibt es Bemühungen, ambulant arbeitende Psychotherapeuten, die an Fortbildungen im Bereich der Psychotraumatologie teilgenommen haben, in teilweise regionalen Netzwerken sowie Fachorganisationen zusammenzufassen (Hofmann 1999). Eine deutschprachige Fachgesellschaft für Psychotraumatologie (DeGPT) ist 1998 gegründet worden, eine Fachgesellschaft für das Studium dissoziativer Störungen als Sektion der Internationalen Fachgesellschaft für das Studium der Dissoziation (ISSD) existiert bereits seit 1995. Abgesehen von einigen an einer einzelnen Behandlungsmethode orientierten Organisationen sind übergreifende Versorgungsstrukturen für posttraumatisch erkrankte Patienten im deutschsprachigen Bereich praktisch nicht existent. Eine Ausnahme scheint dabei die Versorgung von Opfern von Kriminalität zu sein, die seit einer Reihe von Jahren durch einzelne Modellprojekte (z. B. in Hessen, Hamburg und

Nordrhein-Westfalen) gefördert wird. So wurden auch z. B. mit der Ausweitung des Kölner Opferhilfemodells auf ganz Nordrhein-Westfalen im Jahr 1998 systematischere Studien ermöglicht, die diese Versorgungsstrukturen genauer untersuchen können (Fischer et al. 1998).

- Die fehlenden Versorgungsstrukturen für posttraumatisch erkrankte Patienten bewirken, dass sie häufig während ihres nicht selten langen und kostenintensiven Weges im Gesundheitssystem meist fehldiagnostiziert und entsprechend ungenügend behandelt werden (Hofmann 1995; Egle et al. 1997a; Fischer u. Riedesser 1998).

7.3   Mindestanforderungen an das Versorgungssystem

Parallel zu den entsprechenden Strukturen, die in den USA und den Niederlanden im Bereich der Psychotraumatologie etabliert sind, scheint in Deutschland die Notwendigkeit eines spezifischen Versorgungsangebotes für psychotraumatisch erkrankte Patienten zu bestehen, da diese Patienten in den sonstigen psychotherapeutischen, psychiatrischen oder psychosomatischen Versorgungsstrukturen derzeit nur zum Teil ausreichend versorgt werden können (Blank 1993b; van der Kolk et al. 1996b; Schuyf 1998). Für den deutschsprachigen Raum verschärft sich das Problem insofern, als der Kenntnisstand von Fachpsychotherapeuten im Bereich der Psychotraumatologie derzeit sicher noch deutlich unter dem amerikanischer oder niederländischer Psychotherapeuten angesetzt werden muss.

Dennoch hat sich international gezeigt, dass unabhängig vom Fortbildungsstand die speziellen Bedürfnisse posttraumatisch erkrankter Patienten den Aufbau auch spezifisch spezialisierter Versorgungsstrukturen zu erfordern scheinen.

Als Mindestanforderungen für die Versorgung psychotraumatisch erkrankter Patienten erscheint derzeit Folgendes (Evidenzstufe 3) gesichert:

- Eine Versorgung posttraumatisch erkrankter Patienten durch die derzeitigen psychotherapeutischen und psychiatrischen Versorgungsstrukturen alleine erscheint sowohl durch die fehlende Fortbildung der Behandler als auch die speziellen Bedürfnisse von Traumapatienten nicht ausreichend.
- Ausgangsbasis für eine ausreichende Versorgung sollte ein in der regionalen Versorgungsstruktur verankertes Versorgungsnetz von qualifizierten, im Bereich der Psychotraumatologie fortgebildeten ambulanten ärztlichen

und psychologischen Psychotherapeuten, Schwerpunktpraxen oder universitären Institutionen angegliederten Ambulanzen sein. In derartigen, am besten vernetzten Strukturen kann auch das schwierige Problem der sekundären Traumatisierung der Therapeuten durch die schweren Traumata der Patienten besser prophylaktisch angegangen werden (Figley u. Kleber 1995). Diese Netzwerkstrukturen könnten die Funktionen der spezifischen Kriseninterventionen, spezieller Diagnostik und – in Zusammenarbeit mit den behandelnden Haus- und Fachärzten – die der Erstellung spezifischer Behandlungspläne für die jeweiligen Patienten übernehmen.

- Amerikanische Erfahrungen sprechen zudem für die Einrichtung spezieller Schwerpunktstationen in psychotherapeutischen, psychosomatischen oder psychiatrischen Fachkliniken – oder als eigenständige Einrichtungen. Diese können vor allem komplexe oder krisenhafte Krankheitsverläufe stabilisieren und während bestimmter Therapiephasen (van der Kolk et al. 1996b; Schuyf 1998; Blank 1993b) in enger Zusammenarbeit mit den primär tätigen ambulanten Fachpsychotherapeuten behandeln. Längerfristige Studien zum Nutzen und zur Differentialindikation einer stationären Intervention fehlen international – trotz der weitverbreiteten Praxis stationärer Schwerpunkteinrichtungen – noch. Bei den schwerer gestörten Trauma-Patienten erscheint aus der Praxis der deutschsprachigen Schwerpunktstationen, ähnlich wie bei anderen schwer gestörten Patienten, eine Kombination mit entsprechenden tagesklinischen Konzepten oder anderen rehabilitativ-supportiven Ansätzen als pragmatisch sinnvoll. Auch dies sollte in systematischen Studien weiter untersucht werden.
- Den Forderungen von Hoffmann et al. (1997) zufolge sollte der Ausgleich der deutlichen Therapiedefizite im deutschsprachigen Raum jedoch nur unter ständiger Therapieevaluation, Effizienzkontrolle und Qualitätssicherung erfolgen (vgl. Egle et al. 1997a). Angesichts einer möglichen Tendenz, nach Jahren einer Unter- und Fehldiagnostik sowie der Fehlbehandlung posttraumatischer Störungen zu einer möglichen Überdiagnostik und vielfältigen ungesicherten Behandlungsangeboten zu wechseln, die ohne Vorteile für die Patienten blieben, kann die Forderung nach einer kontinuierlichen Forschungsevaluation therapeutischer Interventionen gerade in der Diskussion um ein effizientes, qualitätsgesichertes, kosteneffektives Versorgungsangebot für diese Patienten nur ausdrücklich betont werden.

A. Hofmann, G. Flatten, T. Siol, E. Petzold

7.4 Impulse für die Strukturen zur Versorgung posttraumatisch erkrankter Patienten

Patienten mit posttraumatischen Störungen (posttraumatische Belastungssyndrome mit mehr oder weniger komplexer Komorbidität und Chronifizierung) sind derzeit durch das entsprechende psychotherapeutische Versorgungsangebot nicht ausreichend versorgt. Angesichts der Häufigkeit der Störungen, der deutlichen Neigung zur Chronifizierung bei einem Teil der Patienten und der zum Teil langen Karrieren dieser Patienten im Gesundheitssystem ist dies von nicht unerheblicher sozialmedizinischer Bedeutung.

Auch wenn systematische Studien im Bereich der Versorgung weitgehend fehlen, besteht doch Konsens bezüglich der folgenden Empfehlungen:

- Differenzialdiagnostik und Stabilisierung eines PTSD-Patienten setzen in der Regel einen **ärztlichen oder psychologischen Psychotherapeuten** mit entsprechender spezieller Fortbildung im Bereich der Psychotraumatologie voraus. Der Therapeut sollte über entsprechende Erfahrungen im Bereich der spezifischen Stabilisierungstechniken (z. B. Techniken zum Unterbrechen der Flashback-artigen Erinnerungsüberflutungen) sowie eines oder mehrere der international anerkannten traumabearbeitenden Verfahren und ihrer Indikationsstellung verfügen.

- In Zusammenarbeit mit dem behandelnden Primärarzt sollte je nach Art und Dauer der Störung sowie dem derzeitigen medizinischen, sozialen und emotionalen Grad der Stabilisierung (z. B. ein Unfallopfer, das noch chirurgisch behandelt wird, ein misshandelter Jugendlicher, der im Elternhaus lebt, eine vergewaltigte Frau mit komplizierender Panikstörung), ein **Behandlungsplan** entwickelt werden.

Hierbei sind folgende Interventionsebenen zu berücksichtigen:

- **Ambulante spezifische traumabearbeitende Therapie**: Sie bildet in den Ländern mit besser entwickelter Versorgungsstruktur die Grundlage der Behandlung. Die Behandlungsdauer kann dabei von einigen wenigen Sitzungen bis zu einer mehrjährigen Psychotherapie reichen.

- Im Fall einer nicht ausreichenden medizinischen, sozialen oder emotionalen Stabilisierung ist – trotz des Fehlens ausreichender systematischer Studien – der Einsatz traumabearbeitender Verfahren indiziert. Die Indikation zu einer traumabearbeitenden Behandlung sollte vor allem wegen der möglichen Komplikationen von einem entsprechend qualifizierten Psychotherapeuten gestellt werden.

- In Fällen mit schwieriger Diagnosestellung, zur Stabilisierung von Patienten mit einer psychischen Dekompensation (besonders bei anderweitig nicht zu unterbrechender Überflutung durch Erinnerungen) sowie zur Bearbeitung besonders schwer belastender Erinnerungen – speziell bei wenig stabilen Patienten – sind **spezielle Trauma-Schwerpunktstationen** für erwachsene Traumaopfer mit entsprechend speziellen Therapieangeboten zu empfehlen.

- Im Bereich der Kliniken haben sich auch **halbambulante und psychosoziale Angebote als Ergänzung** des ambulanten und stationären Angebots für Erwachsene bewährt. Abgeschlossene systematische Studien liegen hierzu jedoch nicht vor.

Die Prognose scheint in der Regel bei spezifischer Behandlung in den wenig komplexen Fällen bei der Mehrzahl der Patienten gut. Mit zunehmender Chronifizierung, Komorbidität und Komplexität verschlechtert sich die Prognose, aber auch bei derartigen Fällen können durch die spezifischen Techniken zum Teil wesentliche Verbesserungen erreicht werden (s. Kap. 6).

8 Literatur

Abse DW (1984). Brief historical overview of the concept of war neurosis and of associated treatment methods. In: Schwart HJ (ed). Psychotherapy of the Combat Veteran. New York: Spectrum Publications; 1–22.

Acierno R, Hersen M, Van Hasselt VB, Tremont G, Meuser KT (1994). Review of the validation and cissemination of Eye Movement Desensitization and Reprocessing. A scientific and ethical dilemma. Clin Psychol Rev; 14: 287–99.

Acierno R, Resnick H, Kilpatrick DG, Saunders B, Best CL (1999). Risk factors for rape, physical assault, and posttraumatic stress disorder in women: examination of differential multivariate relationships. J Anxiety Disord; 13: 541–63.

Adams DM, Lehnert KL (1997). Prolonged trauma and subsequent suicidal behavior: child abuse and combat trauma reviewed. J Trauma Stress; 10: 619–34.

Alter CL, Pelcovitz D, Axlerod A, Goldenberg B, Harris A, Meyers B, Grobois B, Mandel F, Septimus A, Kaplan S (1996). Identification of PTSD in cancer survivors. Psychosomatics; 37: 137–43.

Amati S (1977). Reflexionen über die Folter. Psyche; 31: 228–45.

American Psychiatric Association (1952). Diagnostic and Statistical Manual of Mental Disorders (DSM). Washington, DC: American Psychiatric Press.

American Psychiatric Association (1968). Diagnostic and Statistical Manual of Mental Disorders. 2nd ed. (DSM-II). Washington, DC: American Psychiatric Press.

American Psychiatric Association (1980). Diagnostic and Statistical Manual of Mental Disorders. 3rd ed. (DSM-III). Washington, DC: American Psychiatric Press. Dt. Ausgabe (1984): Diagnostisches und statistisches Manual psychischer Störungen: DSM-III. Weinheim: Beltz.

American Psychiatric Association (1987). Diagnostic and Statistical Manual of Mental Disorders. 3rd ed., revised (DSM-III-R). Washington, DC: American Psychiatric Press.

American Psychiatric Association (1996). Diagnostisches und statistisches Manual psychischer Störungen DSM-IV. Göttingen: Hogrefe.

Andrykowski MA, Cordova MJ, McGrath PC, Sloan DA, Kenady DE (2000). Stability and change in posttraumatic stress disorder symptoms following breast cancer treatment: a 1-year follow-up. Psychooncol; 9: 69–78.

Antonowsky A (1987). Unraveling the Mystery of Health. How People Manage Stress and Stay Well. San Francisco: Jossey-Bass.

Armstrong JG (1991). The psychological organization of multiple personality disorder as revealed in psychological testing. Psychiatr Clin N Am; 14: 533–46.

Arnold S, Joraschky P (1997). Angsterkrankungen. In: Egle UT, Hoffmann SO, Joraschky P (Hrsg). Sexueller Mißbrauch, Mißhandlung, Vernachlässigung. Stuttgart, New York: Schattauer; 155–63.

Asmundson GJG, Frombach I, McQuaid J, Pedrelli P, Lenox R, Stein MB (2000). Dimensionality of posttraumatic stress symptoms: a confirmatory factor analysis of DSM-IV symptom clusters and other symptom models. Behav Res Ther; 38: 203–14.

Baeyer W von, Häfner H, Kisker KP (1964). Psychiatrie der Verfolgten. Berlin, Heidelberg, New York: Springer.

Baker D, West S, Orth D, Hill K, Nicholoson W, Ekhator N, Bruce A, Wortman M, Keck P, Geracioti T (1997). Cerebrospinal fluid and plasma (Bete-)endorphin in combat veterans with post traumatic stress disorder. Psychoneuroendocrinol; 22: 517–29.

Bandura A (1997). Self-efficacy: The Exercise of Control. New York: W.H. Freeman.

Bar-On R, Solomon Z, Noy S, Nardi C (1986). The clinical picture of combat stress reactions in the 1982 war in Lebanon: Cross-war comparisons. In: Milgram NA (ed). Stress and Coping in the Time of War: Generalizations from the Israeli Experience. New York: Brunner & Mazel.

Beck AT (1976). Cognitive therapy of emotional disorders. New York: International University Press New York.

Bengel J, Landji Z (1996). Symptomatik, Diagnostik und Therapie der Posttraumatischen Belastungsstörung. Z Klin Psychol Psychopathol Psychother; 44: 129–49.

Bernstein EM, Putnam FW (1986). Development, reliability and validity of a dissociation scale. J Nerv Ment Dis; 174: 727–35.

Bisson JI, Jenkins PL, Alexander J, Bannister C (1997). Randomized control-led trial of psychological debriefing for victims of acute burn trauma. Br J Psychiatry; 171: 78–81.

Blake DD, Nagy LM, Kaloupek DG, Klauminzer G, Charney DS, Keane TM (1990). A clinician rating scale for assessing current and lifetime PTSD: the CAPS-1. Behav Ther; 13: 187–8.

Blake DD, Sonnenberg RT (1998). Outcome research on behavioral and cog-nitive-behavioral treatments for trauma survivors. In: Follette VM, Ruzek JI, Abueg FR (eds). Cognitive-behavioral Therapies for Trauma. New York: Guilford; 15–47.

Blake DD, Weathers FW, Nagy LM, Kaloupek DG, Gusman FD, Charney DS, Keane TM (1995). The development of a clinician administered PTSD scale. J Trauma Stress; 8: 74–90.

Blanchard EB, Hickling EJ, Taylor AE, Loos W (1995). Psychiatric morbidity associated with motor vehicle accidents. J Nerv Ment Dis; 183: 495–504.

Blanchard EB, Hickling EJ, Buckley TC, Taylor AE, Vollmer A, Loos WR (1996). Psychophysiology of posttraumatic stress disorder related to motor vehicle accidents. Replication and extension. J Consult Clin Psychol; 64: 742–51.

Blanchard EB, Hickling EJ, Forneris CA, Taylor AE, Buckley TC, Loos WR (1997). Prediction of remission of acute posttraumatic stress in motor vehicle accident victims. J Trauma Stress; 10: 215–34.

Blanchard EB, Buckley TC, Hickling EJ, Taylor AE (1998). Posttraumatic stress disorder and co morbid depression: is the correlation an illusion? J Trauma Stress; 12: 21–37.

Blank AS (1993a). The longitudinal course of Posttraumatic Stress Disorder. In: Davidson JRT, Foa EB (eds). Posttraumatic Stress Disorder: DSM-IV and Beyond. Washington, DC: American Psychiatric Press; 3–22.

Blank AS (1993b). Vet Centers – a new paradigm in the delivery of services for victims and survivors of traumatic stress. In: Wilson JP, Raphael B (eds). International Handbook of Traumatic Stress Syndromes. New York: Plenum Press; 915–23.

Boudewyns PA, Hyer L (1990). Physiological response to combat memories and preliminary treatment outcome in Vietnam veterans PTSD patients tre-ated with direct therapeutic exposure. Behav Ther; 21: 63–87.

Boudewyns PA, Hyer L (1996). Eye Movement Desensitization and Reproces-sing as treatment for Posttraumatic Stress Disorder. Clin Psychol Psycho-ther; 3: 185–95.

Boudewyns PA, Hyer L, Woods MG (1990). PTSD among Vietnam veterans. An early look at treatment outcome using direct therapeutic exposure. J Trauma Stress; 3: 359–63.

Bowman ES, Markand ON (1999). The contribution of life events to pseudo-seizure occurrence in adults. Bull Menn Clin; 63: 70–88.

Bremner JD (1999). Does stress damage the brain? Biol Psychiatry; 45: 797–895.

Bremner JD, Randall P, Scott T, Bronen R, Seibyl J, Southwick S, Delaney R, McCarthy G, Charney D, Innis R (1995). MRI-based measurement of hippocampal volume in patients with combat-related posttraumatic stress disorder. Am J Psychiatry; 152: 973–81.

Bremner JD, Randall P, Vermetten E, Staib L, Bronnen R, Mazure C, Capelli S, McCarthy G, Innis R, Charney D (1997). Magnetic resonance imaging-based measurement of hippocampal volume in posttraumatic stress disorder related to childhood physical and sexual abuse: a preliminary report. Biol Psychiatry; 41: 23–32.

Breslau N, Davis GC (1992). Posttraumatic stress disorder in an urban population of young adults: risk factors for chronicity. Am J Psychiatry; 149: 671–5.

Breslau N, Davis GC, Andreski P, Peterson E (1991). Traumatic events and posttraumatic stress disorder in an urban population of young adults. Arch Gen Psychiatry; 48: 216–22.

Breslau N, Davis GC, Peterson EL, Schultz L (1997). Psychiatric sequelae of posttraumatic stress disorder in women. Arch Gen Psychiatry; 54: 81–7.

Breslau N, Kessler RC, Chilcoat DC, Schultz LR, Davis GC, Andreski P (1998). Trauma and posttraumatic stress disorder in the community: the 1996 Detroit area survey of trauma. Arch Gen Psychiatry; 55: 626–32.

Breuer J, Freud S (1896). Zur Ätiologie der Hysterie. In: Sigmund Freud Studienausgabe. Bd.VI. Frankfurt/M.: Fischer 1971.

Briere JN (1992). Child Abuse Trauma: Theory and Treatment of the Lasting Effects. Newbury Park, CA: Sage.

Briere JN, Runtz M (1988). Symptomatology associated with childhood sexual victimization in a non clinical adult sample. Child Abuse Negl; 12: 51–59.

Briere JN, Runtz M (1990). Differential adult symptomatology associated with three types of child abuse histories. Child Abuse Negl; 14: 357–64.

Brom D, Kleber RJ, Defares PB (1989). Brief psychotherapy for Posttraumatic Stress Disorders. J Consult Clin Psychol; 57: 607–12.

Brown GR, Anderson B (1991). Psychiatric morbidity in adult inpatients with childhood histories of sexual and physical abuse. Am J Psychiatry; 148: 55–61.

Burgess AW, Hartman CR, McCormick A (1987). Abused to abuser: Antecedents of socially deviant behavior. Am J Psychiatry 141: 656–62.

Cahill SP, Carrigan MH, Früh BC (1999). Does EMDR work? And if so, why?: a critical review of controlled outcome and dismantling research. J Anxiety Disord; 13: 5–33.

Carlier IVE, Lamberts RD, Gersons BPR (1997). Risk factors for posttraumatic stress symptomatology in police officers: a prospective analysis. J Nerv Ment Dis; 185: 498–506.

Carlier IVE, Lamberts RD, van Uchelen AJ, Gersons BPR (1998). Disaster-related post-traumatic stress in police officers: a field study of the impact of debriefing. Stress Med; 14: 143–8.

Charcot JM (1887). Leçons sur les maladies du système nerveux faites à la Salpêtrière. Paris: Delahaye & Lecrosnie.

Chemtob CM, Roitblat H, Hamada R, Carlson J, Twentyman C (1988). A cognitive action theory of post traumatic stress disorder. J Anxiety Disord; 2: 253–75.

Chen C, Wong J, Lee N, Chan H, Mun-Wan CH, Tak-Fai Lau J, Fung M (1993). The Shatin community mental health survey in Hong Kong: II. Major findings. Arch Gen Psychiatry; 50: 125–33.

Chodoff P (1980). Psychotherapy with the survivor. In: Dimsdale J (ed). Survivors, Victims, and Perpetrators. Washington, DC: Hemisphere; 205–18.

Christian P. Anthropologische Medizin – Theoretische Pathologie und Klinik psychosomatischer Krankheitsbilder. Heidelberg: Springer 1989.

Cole P, Putnam FW (1992). Effect of incest on self and social functioning: A developmental psychopathology perspective. J Consult Clin Psychol; 60: 174–84.

Coons PM, Milstein V (1990). Self-mutilation associated with dissociative disorders. Dissociation; 3: 81–7.

Cooper NA, Clum GA (1989). Imaginal flooding as a supplementary treatment for PTSD in combat veterans. A controlled study. Behav Ther; 20: 381–91.

Cordova MJ, Andrykowski MA, Kenady DE, McGrath PC, Sloan DA, Redd WH (1995). Frequency and correlates of posttraumatic-stress-disorder-like symptoms after treatment for breast cancer. J Consult Clin Psychol; 63: 981–6.

Cottler LB, Compton WM, Mager D, Spitznagel EL, Jancer A (1992). Posttraumatic stress disorder among substance users from the general population. Am J Psychiatry; 149: 664–70.

Cryer L, Beutler L (1980). Group therapy: an alternative treatment approach for rape victims. J Sex Marital Ther; 6: 40–6.

Csef H (1997). Zwangserkrankungen. In: Egle UT, Hoffmann SO, Joraschky P (Hrsg). Sexueller Mißbrauch, Mißhandlung, Vernachlässigung. Stuttgart, New York: Schattauer; 172–82.

Da Costa JM (1871). On irritable heart. A clinical study of a form of functional cardiac disorder and its consequence. Am J Med Sci; 61: 17–52.

Dahlmann W (1993). Psychische Unfallfolgen – Symptome werden nur selten erkannt. Fortschr Med; 111: 234–8.

Dansky BS, Brewerton TD, Kilpatrick DG (2000). Co morbidity of bulimia nervosa and alcohol use disorders: results from the National women's study. Int J Eat Disord; 27: 180–90.

Davidson JRT, Foa EB (1991). Diagnostic issues in posttraumatic stress disorder: considerations for the DSM-IV. Special Issue. Diagnoses, dimensions, and DSM-IV: The science of classification. J Abnorm Psychol; 100: 346–55.

Davidson JRT, Smith RD, Kudler HS (1989). Validity and reliability of the DSM II criteria for posttraumatic stress disorder: Experience with a structured interview. J Nerv Ment Dis; 177: 336–41.

Davidson JRT, Hughes D, Blazer DG, George LK (1991). Post-traumatic stress disorder in the community: an epidemiological study. Psychol Med; 21: 713–21.

Davis M, Walker D, Lee Y (1997). Roles of the Amygdala and bed nucleus of the stria terminalis in fear and anxiety measured with the acoustic startle reflex: possible relevance to PTSD. Ann N Y Aca Sci; 821: 305–31.

DeBell C, Jones RD (1997). As good as it seems? A review of EMDR experimental research. Professional Psychol; 28: 153–63.

De Loos W (1990). Psychosomatic manifestations of chronic PTSD. In: Wolf ME, Mosnaim AD (eds). Posttraumatic Stress Disorder: Etiology, Phenomenology, and Treatment. Washington, DC: American Psychiatric Press; 94–104.

Devilly G, Spence C (1999). The relative efficacy and treatment distress of EMDR and a cognitive-behavior trauma treatment protocol in the amelioration of post traumatic stress disorder. J Anxiety Disord; 13: 131–57.

Drossman DA (1995). Sexual and physical abuse and gastrointestinal illness. Scand J Gastroenterol Suppl; 208: 90–6.

Dutton DG, Painter S (1981). Traumatic bonding: The development of emotional attachment in battered women and other relationships of intermittent abuse. Victimology; 6: 139–55.

Ebbighaus R, Bauer M, Priebe S (1996). Behandlung der posttraumatischen Belastungsstörung. Fortschr Neurol Psychiat; 64: 433–43.

Eckhardt A, Hoffmann SO (1993). Depersonalisation und Selbstschädigung. Z Psychosom Med; 39: 284–306.

Eckhardt A, Hoffmann SO (1997). Dissoziative Störungen. In: Egle UT, Hoffmann SO, Joraschky P (Hrsg). Sexueller Mißbrauch, Mißhandlung, Vernachlässigung. Stuttgart, New York: Schattauer; 225–36.

Egle UT (1992). Das benigne chronische Schmerzsyndrom. Diagnostische Subgruppen, Screening-Parameter, biografische Disposition. Psychother Psychosom Med Psychol; 42: 261–72.

Egle UT (1997). Somatoforme Schmerzstörungen. In: Egle UT, Hoffmann SO, Joraschky P (Hrsg). Sexueller Mißbrauch, Mißhandlung, Vernachlässigung. Stuttgart, New York: Schattauer; 195–212.

Egle UT, Hoffmann SO, Joraschky P (1997a). Sexueller Mißbrauch, Mißhandlung, Vernachlässigung. Stuttgart, New York: Schattauer.

Egle UT, Hoffmann SO, Steffens M (1997b). Pathogene und protektive Entwicklungsfaktoren in Kindheit und Jugend. In: Egle UT, Hoffmann SO, Joraschky P (Hrsg). Sexueller Mißbrauch, Mißhandlung, Vernachlässigung. Stuttgart, New York: Schattauer; 3–20.

Ehlers A, Steil R, Winter H, Foa EB (1996). Deutsche Übersetzung der Posttraumatic Stress Diagnostic Scale (PDS). Oxford: Department of Psychiatry, Warnford Hospital, University Oxford.

Ehlert M, Lorke B (1988). Zur Psychodynamik der traumatischen Reaktion. Psyche; 42: 502–32.

Eissler KR (1968). Weitere Bemerkungen zur KZ-Psychologie. Psyche; 22: 452–63.

Eitinger L (1971). Organic and psychosomatic aftereffects of concentration camp imprisonment. Int Psychiatry Clin; 8: 202–15.

Eitinger L (1980). The concentration camp syndrome and its late sequelae. In: Dimsdale J (ed). Survivors, Victims, and Perpetrators. Washington, DC: Hemisphere.

Elliger TJ, Schötensack K (1991). Sexueller Mißbrauch von Kindern – eine kritische Bestandsaufnahme. In: Nissen G (Hrsg). Psychogene Psychosyndrome und ihre Therapie im Kindes- und Jugendalter. Bern: Huber; 143–54.

Elliot DM, Briere J (1995). Posttraumatic stress associated with delayed recall of sexual abuse: a general population study. J Trauma Stress; 8: 629–47.

Engfer A (1997). Gewalt gegen Kinder in der Familie. In: Egle UT, Hoffmann SO, Joraschky P (Hrsg). Sexueller Mißbrauch, Mißhandlung, Vernachlässigung. Stuttgart, New York: Schattauer; 21–34.

Epstein JN, Saunders BE, Kilpatrick DG (1997). Predicting PTSD in women with a history of childhood rape. J Trauma Stress; 10: 573–88.

Erichsen JE (1866). On railway and other injuries of the nervous system. London: Walton & Moberly.

Eschenroeder CT (1997). EMDR. Eine neue Methode zur Verarbeitung traumatischer Erinnerungen. Tübingen: Dgvt Verlag.

Eßlinger K (1998). Traumaexposition zur Traumasynthese. PTT; 2: 59–76.

Favazza AR, DeRosear L, Conterio K (1989). Self-mutilation and eating-disorders. Suicide Life-Threatening Behav; 19: 352–61.

Ferenczi S (1933). Sprachverwirrung zwischen den Erwachsenen und dem Kind. In: Schriften zur Psychoanalyse, Bd II. Frankfurt/M.: S. Fischer 1972.

Ferring D, Fillip SH (1994). Teststatistische Überprüfung der Impact of Event-Skala: Befunde zu Reliabilität und Stabilität. Diagnostica; 40: 344–62.

Fierman EJ, Hunt MF Pratt LA, Warshaw MG, Yonkers KA, Peterson LG, Epstein-Kaye TM, Norton HS (1993). Trauma and posttraumatic stress disorder in subjects with anxiety disorders. Am J Psychiatry; 150: 1872–4.

Figley C, Kleber R (1995). Beyond the „victim": secondary traumatic stress. In: Kleber R, Figley C, Gersons B (eds). Beyond Trauma: Cultural and Societal Dynamics. New York: Plenum Press; 75–95.

Finkelhor D (1986). A Sourcebook on Child Sexual Abuse. Beverly Hills, London: Sage.

Finkelhor D (1990). Early and long-term effects of child sexual abuse. Professional Psychol; 21: 325–30.

Finkelhor D, Dzuiba-Leatherman J (1994). Victimization of children. Am Psychol; 3: 173–83.

Fischer G (2000). Das Kölner Dokumentations- und Planungssystem für Dialektische Psychotherapie, Psychoanalyse und Traumabehandlung (KÖDOPS). Köln-Much: Deutsches Institut für Psychotraumatologie.

Fischer G, Schedlich C (1996). Kölner Trauma Inventar (KTI). Abteilung Klinische Psychologie, Universität Köln.

Fischer G, Riedesser P (1998). Lehrbuch der Psychotraumatologie. München: Ernst Reinhardt Verlag.

Fischer G, Becker-Fischer M, Düchting C (1998). Neue Wege in der Hilfe für Gewaltopfer. Ergebnisse und Verfahrensvorschläge aus dem Kölner Opferhilfe Modell (KOM). Ministerium für Arbeit, Gesundheit und Soziales des Landes NRW und Institut für Psychotraumatologie, Köln.

Fish Murray CC, Koby EV, van der Kolk BA (1987). Evolving ideas: The effect of abuse on children's thought. In: Van der Kolk BA (ed). Psychological Trauma. Washington, DC: American Psychiatric Press; 89–110.

Fisher C (1945). Amnestic states and the war neuroses: the psychogenesis of fugues. Psychoanal Q; 14: 437–68.

Flatten G, Petzold ER (1999a). Psychotherapie bei Schwerstverletzten – Bedingungen eines psychotraumatologischen Liaisondienstes. In: Kröger F, Petzold ER (Hrsg). Selbstorganisation und Ordnungswandel in der Psychosomatik. Frankfurt/M.: VAS; 383.

Flatten G, Petzold ER (1999b). Psychotraumatilogische Akutbehandlung in der Klinik – Zur Wertigkeit aktueller diagnostischer und therapeutischer

Strategien. In: Kröger F, Petzold ER (Hrsg). Selbstorganisation und Ordnungswandel in der Psychosomatik. Frankfurt/M.: VAS; 376.

Flatten G, Jünger S, Wälte D (1998). Aachener Fragebogen zur Traumaverarbeitung (AFT). Abt. Psychosomatik der RWTH Aachen.

Flatten G, Wälte D, Erli H, Jünger S, Petzold ER (2001). Self efficacy in acutely traumatized patients and the risk of developing posttraumatic stress reaction. J Trauma Stress (in press).

Foa EB, Kozak MJ (1986). Emotional processing of fear. Exposure to corrective information. Psychol Bull; 99: 20–35.

Foa EB, Rothbaum BO (1989). Behavioral psychotherapy for posttraumatic stress disorder. Int Rev Psychiatry; 1: 219–26.

Foa EB, Rothbaum BO (1995). Kognitiv-verhaltenstherapeutische Behandlung posttraumatischer Belastungsreaktionen. In: Saigh PA (Hrsg). Posttraumatische Belastungsstörung: Diagnose und Behandlung psychischer Störungen bei Opfern von Gewalttaten und Katastrophen. Bern: Hans Huber; 102–29.

Foa EB, Meadows EA (1997). Psychosocial treatments for posttraumatic stress disorder. A critical review. Annu Rev Psychol; 48: 449–80.

Foa EB, Meadows EA (1998). Psychosocial treatments for posttraumatic stress disorder. In: Yehuda R (ed). Psychological trauma, Washington: American Psychiatric Press; 179–204

Foa EB, Cashman L, Jaycox L, Perry K (1996). The validation of a self-report measure of PTSD: The Posttraumatic Diagnostic Scale (PDS). Medical College of Pennsylvania u. Hahnemann University, Philadelphia.

Foa EB, Dancu CV, Hembree EA, Jaycox LH, Meadows EA, Street GP (1999). A comparison of exposure therapy, stress inoculation training, and their combination for reducing posttraumatic stress disorder in female assault victims. J Consult Clin Psychol; 67: 194–200.

Foa EB, Rothbaum BO, Kozak MJ (1989). Behavioral treatments of anxiety and depression. In: Kendall P, Watson D (eds). Anxiety and depression. distinctive and overlapping features. New York: Academic Press.

Foa EB, Rothbaum BO, Riggs DS, Murdock TB (1991). Treatment of posttraumatic Stress Disorder in Rape-Victims. A Comparison between Cognitive-Behavioral Procedures and Counseling. J Consult Clin Psychol; 59: 715–23.

Foa EB, Riggs DS, Dancu CV, Rothbaum BO (1993a). Reliability and validity of a brief instrument for assessing post-traumatic stress disorder. J Trauma Stress; 6: 459–73.

Foa EB, Rothbaum BO, Steketee GS (1993b). Treatment of rape victims. Special Section. Rape. J Interpers Viol; 8: 256–76.

Fondacaro KM, Holt JC, Powell TA (1999). Psychological impact of childhood sexual abuse on male inmates: The importance of perception. Child Abuse Negl; Vol 23: 361–9.

Ford JD (1999). Disorders of extreme stress following war-zone military trauma: associated features of posttraumatic stress disorder or co morbid but distinct syndromes? J Consult Clin Psychol; 67: 3–12.

Ford JD, Kidd P (1998). Early childhood trauma and disorders of extreme stress as predictors of treatment outcome with chronic posttraumatic stress disorder. J Trauma Stress; 11: 43–61.

Freud S (1920). Jenseits des Lustprinzips. In: Freud S. Studienausgabe Bd. III. Psychologie des Unbewußten. Frankfurt/M.: S. Fischer 1975.

Freyberger HJ, Spitzer C, Striglitz RD, Kuhn G, Magdeburg N, Bernstein-Carlson E (1999). Der Fragebogen zu dissoziativen Symptomen (FDS). Deutsche Adaptation, Reliabilität und Validität der amerikanischen Dissociative Experience Scale (DES). Göttingen: Hogrefe.

Frommberger U, Stieglitz RD, Nyberg E, Schlickewei W, Kuner E, Berger M (1998). Prediction of posttraumatic stress disorder by immediate reactions to trauma: a prospective study in road traffic accident victims. Eur Arch Psychiatry Clin Neurosci; 248: 316–21.

Früh BC, Turner SM, Beidel DC (1995). Exposure therapy for combat-related PTSD. A critical review. Clin Psychology Rev; 15: 799–817.

Gartner AF, Marcus RN, Halmi K, Loranger AW (1989). DSM-III-R personality disorders in patients with eating disorders. Am J Psychiatry; 146: 1585–91.

Gast U (1997). Borderline-Persönlichkeitsstörungen. In: Egle UT, Hoffmann SO, Joraschky P (Hrsg). Sexueller Mißbrauch, Mißhandlung, Vernachlässigung. Stuttgart, New York: Schattauer; 237–58.

Gast U, Osswald T, Zürndorf F (1999). Strukturiertes Klinisches Insterview für DSM-IV-Dissoziative Störungen (SCID-D). Göttingen: Hogrefe.

Gast U, Zürndorf F, Hofmann A (1999). Manual zum Strukturierten Klinischen Interview für DSM-IV-Dissoziative Störungen (SCID-D). Göttingen: Hogrefe.

Gayford, JJ. (1975). Wife battering: A preliminary survey of 100 cases. Br Med J; 25: 194–7.

Gerrity ET, Solomon SD (1996). The treatment of PTSD and related stress disorders. Current research and clinical knowledge. In: Marsella AJ, Friedman M, Spain B, Huland E (eds). Ethnocultural Aspects of Posttraumatic Stress Disorder. Washington, DC: American Psychological Association; 87–102.

Glodich AM, Allen JG (1998). Adolescents exposed to violence and abuse: a review of the group therapy literature with an emphasis on preventing trauma reenactment. J Child Adolesc Group Ther; 8: 135–54.

Goodwin J (1989). Sexual Abuse. Incest Victims and their Families. Chicago, London: Year Book Med Publishers.

Graessner S (1996). Folter. An der Seite der Überlebenden. Unterstützung und Therapie. München: Beck-Verlag.

Green BL (1991). Evaluating the effects of disasters – psychological assessment. J Consult Clin Psychol; 3: 538–46.

Green BL (1994). Psychosocial research in traumatic stress: an update. J Trauma Stress; 7: 341–62.

Green BL, Lindy JD, Grace MC, Leonard AC (1992). Chronic posttraumatic stress disorder and diagnostic co morbidity in a disaster sample. J Nerv Ment Dis; 180: 760–6.

Grevin F (1996). Posttraumatic stress disorder, ego defense mechanisms, and empathy among urban paramedics. Psychol Rep; 79: 483–95.

Gubrich-Simitis I (1984). Vom Konkretismus zur Metaphorik. Psyche; 38: 1–28.

Gunderson JG, Sabo AN (1993). The phenomenological and conceptual interface between borderline personality disorder and PTSD. Am J Psychiatry; 150: 19–27.

Gunkel S (ohne Datumsangabe). PTSD-Fragebogen. Abteilung für Sozialpsychatrie, Freie Universität Berlin.

Gurvits TV, Shenton ME, Hokama H, Ohta H, Lasko NB, Gilbertson MW, Orr SP, Kikinis R, Ferenc A, McCarley RW, Pitman RK (1996). Magnetic resonance imaging study of hippocampal volume in chronic, combat-related post traumatic stress disorder. Biol Psychiatry; 40: 1091–9.

Hahn P. Ärztliche Propaedeutik – Einführung in die anthropologische Medizin – Wissenschaftstheoretische und praktische Grundlagen. Heidelberg: Springer 1988.

Hamner MB (1994). Exacerbation of post traumatic stress disorder symptoms with medical illness. Gen Hosp Psychiatry; 16: 135–7.

Harel Z, Kahana B, Kahana E (1993). Social resources and the mental health of aging Nazi Holocaust survivors and immigrants. In: Wilson JP, Raphael B (eds). International Handbook of Traumatic Stress Syndromes. New York: Plenum Press; 241–52.

Hartmann CR, Burgess AW (1993). Treatment of victims of rape trauma. In: Wilson JP, Raphael B (eds). International Handbook of Traumatic Stress Syndromes. New York: Plenum Press; 507–16.

Hawthorne H (1863). On heart disease in the army. Am J Med Sci; 48: 89–92.

Heim C, Nemeroff CB (1999). The impact of early adverse experiences on brain systems involved in the pathophysiology of anxiety and affective disorders. Biol Psychiatry; 46: 1509–22.

Helzer JE, Robins LN, McEnvoy L (1987). Post-traumatic stress disorder in the general population: findings of the epidemiologic catchment area survey. N Engl J Med; 317: 1630–4.

Herman JL (1992a). Complex PSTD: a syndrome of survivors of prolonged and repeated trauma. J Trauma Stress; 5: 377–91.

Herman JL (1992b). Trauma and Recovery. New York: Basic Books.

Herman JL (1993). Sequel of prolonged and repeated trauma: evidence for a complex posttraumatic syndrome (DESNOS). In: Davidson JRT, Foa EB (eds). Posttraumatic Stress Disorder – DSM-IV and Beyond. Washington, DC: American Psychiatric Press; 213–28.

Herman JL, van der Kolk BA (1987). Traumatic origins of borderline personality disorder. In: Van der Kolk BA (ed). Psychological Trauma. Washington, DC: American Psychiatric Press; 314–25.

Herman JL, Perry JC, van der Kolk BA (1989). Childhood trauma in borderline personality disorder. Am J Psychiatry; 146: 490–5.

Hermann J (1993). Die Narben der Gewalt. München: Kreuz-Verlag.

Herrenkohl E, Herrenkohl R, Toedtler L (1983). Perspectives on the intergenerational transmission of abuse. In: Finkelhor D, Gelles R, Hotaling G, Straus M (eds). The Dark Side of Families: Current Family Violence Research. Beverly Hills, CA: Sage.

Hirsch M (1987). Realer Inzest. Psychodynamik des sexuellen Mißbrauchs in der Familie. 3. Aufl. Berlin, Heidelberg, New York: Springer.

Hoffmann SO, Egle UT, Joraschky P (1997). Bedeutung von Traumatisierungen in Kindheit und Jugend für die Entstehung psychischer und psychosomatischer Erkrankungen – Versuch einer Bilanz. In: Egle UT, Hoffmann SO, Joraschky P (Hrsg). Sexueller Mißbrauch, Mißhandlung, Vernachlässigung. Stuttgart, New York: Schattauer; 417–22.

Hofmann A (1995). Beginnings – The start of an inpatient program for DID-patients in a German hospital. Dissociation; 8: 124.

Hofmann A (1996). EMDR – Eine neue Methode zur Behandlung posttraumatischer Belastungsstörungen. Psychotherapeut; 41: 368–72.

Hofmann A (1999). EMDR in der Behandlung psychotraumatischer Belastungssyndrome. Stuttgart: Thieme; 123–4.

Hofmann A, Ebner F, Rost CH (1997). EMDR in der Therapie posttraumatischer Belastungsstörungen. Fundamenta Psychiatrica; 11: 74–8.

Hoppe KD (1968). Re-somatization of affects in survivors of persecution. Int J Psycho-Analysis; 49: 324–6.

Horowitz MJ (1974). Stress response syndromes. Character style and dynamic psychotherapy. Arch Gen Psychiatry; 31: 768–81.

Horowitz MJ (1982). Stress response syndromes and their treatment. In: Geldberger L, Breznitz S (eds). Handbook of Stress. Theoretical and Clinical Aspects. New York: The Free Press; 711–32.

Horowitz MJ (1986). Stress Response Syndromes. Northvale: Jason Aronson.

Horowitz MJ (1987). States of mind: Configuration Analysis of Individual Psychology. New York: Plenum Press.

Horowitz MJ, Wilner N, Alvarez W (1979). Impact of Event Scale: a measure of subjective stress. Psychosom Med; 41: 209–18.

Horowitz MJ, Weiss DS, Marmar C (1987). Diagnosis of posttraumatic stress disorder. J Nerv Ment Dis; 175: 267–8.

Hütter BO, Fischer G (1997). Clinimetric evaluation of the German version of the Impact of Event Scale. Paper auf der Tagung der Europäischen Gesellschaft für Traumatische Stress Studien, Maastricht.

Hunter R, Kilstrom N (1979). Breaking the cycle in abusive families. Am J Psychiatry; 136: 1320–2.

International Society for the Study of Dissociation (ISSD) (1997). Guidelines for the Treatment of Dissociative Disorders. Northbrook, IL: ISSD.

Jacobsen E (1938). Progressive Relaxation. Chicago: University of Chicago Press.

Jacobson E (1959) Depersonalisierung. Psyche; 28: 193–220.

Janet P (1889). L'automatisme psychologique. Paris: Ballèrie.

Janet P (1893) L'amnésie continuée. Rev Gén Scie; 4: 167–79.

Janoff-Bulman R (1985). Shattered Assumptions: Towards a New Psychology of Trauma. New York: Free Press.

Joraschky P (1997). Depression. In: Egle UT, Hoffmann SO, Joraschky P (Hrsg). Sexueller Mißbrauch, Mißhandlung, Vernachlässigung. Stuttgart, New York: Schattauer; 164–71.

Kanfer FH, Reinecker H, Schmelzer D (1991). Selbstmanagementtherapie. Berlin, Heidelberg, New York: Springer.

Kapfhammer P (1999). Posttraumatische Belastungsstörungen. In: Möller HJ (Hrsg). Therapie psychiatrischer Erkrankungen. Stuttgart: Enke.

Karam EG, Noujeim JC, Saliba SE, Chami AH, Rached SA (1996). PTSD: how frequently should the symptoms occur? The effect on epidemiologic research. J Trauma Stress; 9: 899–905.

Kardiner A (1941). The Traumatic Neuroses of War: Physioneurosis. New York: Hoeber.

Keane TM (1998). Psychological and behavioral treatments of post-traumatic stress disorder. In: Nathan PE, Gorman JM (eds). A Guide to Treatments that Work. New York: Oxford University Press; 398–407.

Keane TM, Fairbank JA, Caddell JM, Zimering RT (1989). Implosive (flooding) therapy reduces symptoms of PTSD in Vietnam combat veterans. Behav Ther; 20: 245–60.

Keilson H (1979). Sequentielle Traumatisierung bei Kindern. Stuttgart: Enke.

Kernberg OF (1999). Persönlichkeitsentwicklung und Trauma. PTT; 3: 5–15.

Kessler RC, Sonnega A, Bromet E, Hughes M, Nelson CB (1995). Posttraumatic stress disorder in the national co morbidity survey. Arch Gen Psychiatry; 52: 1048–60.

Kilpatrick DG, Resnick HS (1993). Posttraumatic stress disorder associated with exposure to criminal victimization in clinical and community populations. In: Davidson JRT, Foa EB (eds). Posttraumatic Stress Disorder: DSM-IV and Beyond. Washington, DC: American Psychiatric Press; 113–43.

Kinzie JD, Boehnlein JK, Leung PK, Moore L, Riley C, Smith D (1990). The prevalence of posttraumatic stress disorder and its clinical significance among south-east Asian refugees. Am J Psychiatry; 147: 913–7.

Kiser L, Heston J, Millsap P, Pruitt DB (1991). Physical and sexual abuse in childhood: Relationship with post-traumatic stress disorder. J Am Acad Child Adolesc Psychiatry; 30: 776–83.

Klein B (1998). Beziehungstraumata in Rorschach-Untersuchungen. Dissertation, Abteilung Klinische Psychologie der Universität Köln.

Kluft RP (1990). Incest and subsequent re-victimization. The case of therapist-patient sexual exploitation, with a description of the sitting duck syndrome. In: Kluft RP (ed). Incest-related Syndromes of Adult Psychopathology. Washington, DC: American Psychiatric Press; 263–87.

Kluft RP (ed). Incest-related Syndromes of Adult Psychopathology. Washington, DC: American Psychiatric Press.

Koss M, Harvey M (1991). The Rape Victim: Clinical and Community Interventions. 2nd ed. Newbury Park, CA: Sage.

Kraemer GW (1985). Effects of differences in early social experiences on primate neurobiological-behavioral development. In: Reite M, Fields TM (eds). The Psychobiology of Attachment and Separation. Orlando, FL: Academic Press.

Kretschmann U (1993). Das Vergewaltigungstrauma. Münster: Westfälisches Dampfboot.

Krystal H (1978). Trauma and affects. Psychoanal Study Child; 33: 81–116.

Krystal (1991). Integration und Selbstheilung. Zur Psychodynamik posttraumatischer Belastungsstörungen. In: Stoffels H (Hrsg). Schicksale der Verfolgten. Psychische und somatische Auswirkungen von Terrorherrschaft. Berlin, Heidelberg, New York, London, Paris, Tokyo, Hong Kong, Barcelona, Budapest: Springer; 239–53.

Krystal H, Danieli Y (1994). Holocaust survivor studies in the context of PTSD. PTSD Res Q; 5: 1–8.

Krystal H, Niederland W (1968). Clinical observations on the survivor syndrome. In: Krystal H (ed). Massive Psychic Trauma. New York: International Universities Press; 327–48.

Kuch K, Cox BJ, Evans RJ (1996). Posttraumatic stress disorder and motor vehicle accidents. A multi disciplinary overview. Can J Psychiatry; 41: 429–34.

Kulka RA, Schlenger WE, Fairbank JA, Hough RJ, Jordan BK, Marmar CR, Weiss DS (1990). Trauma and the Vietnam War generation: Report of Findings from the National Vietnam Veterans Readjustment Study. New York: Brunner & Mazel.

Lacey JH (1990). Incest, incestuous fantasy and indecency: A clinical catchment area study of normal-weight bulimic women. Br J Psychiatry; 157: 399–403.

Ladwig KH, Röll G, Breithardt G, Budde T, Borggrefe M (1994). Post-infarction depression and incomplete recovery 6 months after acute myocardial infarction. Lancet; 343: 20–3.

Lamprecht F (2000). Praxis der Traumatherapie. Was kann EMDR leisten? Stuttgart: Klett-Cotta.

Lang PJ (1977). Imagery in therapy: an information processing analysis of fear. Behav Ther; 8: 862–88.

Lempa W, Sack M (2000). Therapieführer. In: Lamprecht F (Hrsg). Praxis der Traumatherapie. Was kann EMDR leisten? Stuttgart: Klett-Cotta; 212–35.

Levin P (1993). Assessing posttraumatic stress disorder with the Rorschach projective technique. In: Wilson JP, Raphael B (eds). International Handbook of Traumatic Stress Syndromes. New York, London: Plenum Press; 189–200.

Lindal E, Stefansson JG (1993). The lifetime prevalence of anxiety disorder in Iceland as estimated by the US National Institute of Mental Health Diagnostic Interview Schedule. Acta Psychiatrica Scand; 88: 29–34.

Lindy JD (1989).Transference and post traumatic stress disorder. J Am Acad Psychoanal; 17: 397–413.

Lindy JD (1993). Focal psychoanalytic psychotherapy of posttraumatic stress disorder. In: Wilson JP, Raphael B (eds). International Handbook of Traumatic Stress Syndromes. New York: Plenum Press; 803–10.

Lindy JD (1996). Psychoanalytic psychotherapy of posttraumatic stress disorder. In: Van der Kolk BA, McFarlane S, Weisaeth L (1996). Traumatic Stress: The Effects of Overwhelming Experience on Mind, Body, and Society. London, New York: Guilford; 525–36.

Liz BT, Keane TM (1989). Information processing in anxiety disorders: Application to the understanding of posttraumatic stress disorder. Clin Psychol Rev; 9: 243–57.

Llewelyn SP (1997). Therapeutic approaches for survivors of childhood sexual abuse. A review. Clin Psychol Psychother; 4: 32–41.

Lohr JM, Kleinknecht RA, Tolin DF, Barrett RH (1995). The empirical status of the clinical application of eye movement desensitization and reprocessing. J Behav Ther Exp Psychiatry; 26: 285–302.

Lohr JM, Tolin DF, Lilienfeld SO (1998). Efficacy of eye movement desensitization and reprocessing: implications for behavior therapy. Behav Ther; 29: 123–56.

Lynn SJ, Rhue JW (1994). Dissociation. London, New York: Guilford.

Lyons-Ruth K (1991). Re approach or approach: Mahler's theory reconsidered from the vantage point of recent research in early attachment relationships. Psychoanal Psychol; 8: 1–23.

Maercker A (1997). Erscheinungsbild, Erklärungsansätze und Therapieforschung. In: Maercker A (Hrsg). Therapie der Posttraumatischen Belastungsstörungen. Berlin, Heidelberg, New York: Springer; 3–50.

Maerker A, Schützwohl M (1998). Die Erfassung von psychischen Belastungsfolgen: Impact of Event Skala-R (revidierte Version). Dresden: Technische Universität, Fachrichtung Psychologie.

Margraf J, Schneider S, Ehlers A, Dinardo P, Barlo D (1991). DIPS – Diagnostisches Interview bei psychischen Störungen. Berlin, Heidelberg, New York: Springer.

Markgraf J, Schneider S, Ehlers A (1994). Diagnostisches Interview bei psychischen Störungen: DIPS. 2. Aufl. Berlin, Heidelberg, New York: Springer.

Marmar CR, Weiss DS, Schlenger WE, Fairbank JA, Jordan K, Kulka RA, Hough RL (1994). Peritraumatic dissociation and posttraumatic stress in male Vietnam theater veterans. Am J Psychiatry; 151: 902–7.

Marmar CR, Weiss DS, Metzler TJ (1995). The Peritraumatic Dissociative Experience Questionnaire. In: Wilson JP, Keane TM (eds). Assessing Psychological Trauma and PTSD: A Handbook for Practitioners. New York: Guilford; 412–28.

Matsunaga H, Kaye WH, McConaha C, Plotnicov K, Pollice C, Rao R, Stein D (1999). Psychopathological characteristics of recovered bulimics who have a history of physical or sexual abuse. J Nerv Ment Dis; 187: 472–7.

Mayou RA, Smith KA (1997). Post-traumatic symptoms following medical illness and treatment. J Psychosom Res; 43: 121–3.

McCann DL (1992). Post-traumatic stress disorder due to devasting burns overcome by a single session of eye movement desensitization. J Behav Ther Exp Psychiatry; 23: 319–23.

McDougall J (1980). Psychosomatic states, anxiety, neuroses, and hysteria. Contemp Psychoanal; 16: 417–59.

McFarlane AC (1988a). The longitudinal course of posttraumatic morbidity. J Nerv Ment Dis; 176: 30–9.

McFarlane AC (1988b). The phenomenology of posttraumatic stress disorder following a natural disaster. J Nerv Ment Dis; 176: 22–9.

McFarlane AC, Papay P (1992). Multiple diagnoses in posttraumatic stress disorder in the victims of a natural disaster. J Nerv Ment Dis; 180: 498–504.

McFarlane AC, deGirolamo G (1996). The nature of traumatic stressors and the epidemiology of posttraumatic reactions. In: Van der Kolk BA, McFarlane AC, Weisaeth L (eds). Traumatic Stress: The Effects of Overwhelming Experience on Mind, Body, and Society. New York, London: Guilford; 129–54.

McFarlane AC, Atchinson M, Rafalowicz E, Papay P (1994). Physical symptoms in posttraumatic stress disorder. J Psychosom Res; 38: 715–26.

McGorry PD, Chanen A, McCarthy E, Van Riel R, McKenzie D, Singh BS (1991). Post-traumatic stress disorder following recent-onset psychosis: an unrecognized post psychotic syndrome. J Nerv Ment Dis; 179: 253–8.

McIvor RJ, Turner SW (1995). Assessment and treatment approaches for survivors of torture. Br J Psychiatry; 166: 705–11.

McMillen JC, North C, Elisabeth M (2000). What parts of PTSD are normal: intrusion, avoidance or arousal? Data from the Northridge, California, earthquake. J Traumatic Stress; 13: 57–75.

McNally RJ (1999). Research on eye movement desensitization and reprocessing (EMDR) as a treatment for PTSD. PTSD Res Q; 10: 1–7.

Meichenbaum D (1985): Stress Inoculation Training. New York: Pergamon Press.

Meichenbaum D (1994). A Clinical Handbook/Practical Therapist Manual for Assessing and Treating Adults with Posttraumatic Stress Disorder (PTSD). Waterloo, ON: Institute Press.

Mitchell J (1983). When disaster strikes. The critical incidence stress debriefing process. J Emerg Med Serv; 8: 36–9.

Mueser KT, Goodman LB, Trumbetta SL, Rosenberg SD, Osher FC, Vidaver R, Auciello P, Foy D (1998). Trauma and posttraumatic stress disorder in severe mental illness. J Consult Clin Psychol; 66: 493–9.

Mullen PE, Martin JL, Anderson JC, Romans SE, Herbison GP (1994). Childhood sexual abuse and mental health in adult life. Br J Psychiatry; 163: 721–32.

Neria Y, Solomon Z, Ginzburg K, Dekel R, Enoch D, Ohry A (2000). Post-traumatic residues of captivity: a follow-up of Israeli ex-prisoners of war. J Clin Psychiatry; 61: 39–46.

Niederland WG (1961). The problem of the survivor. J Hillside Hosp; 10: 233–47.

Niederland WG (1966). Ein Blick in die Tiefen der „unbewältigten" Vergangenheit und Gegenwart. Psyche; 20: 46–76.

Niederland WG (1980). Folgen der Verfolgung. Das Überlebenden-Syndrom. Frankfurt/M: Suhrkamp.

Niederland WG (1981). The survivor syndrome: Further observations and dimensions. J Am Psychoanal Assoc; 29: 413–25.

Nijenhuis ERS, Vanderlinden J, Spinhoven P (1998). Animal defense reactions as a model for trauma-induced dissociative reactions. J Trauma Stress; 11: 243–60.

Norris FH (1992). Epidemiology of trauma: frequency and impact of different potentially traumatic events on different demographic groups. J Consult Clin Psychol; 60: 409–18.

Noyes R (1977) Depersonalization in response to life threatening danger. Psychiatry; 18: 375–84.

Nyberg E, Frommberger U (ohne Datumsangabe). Clinician Administered PTSD-Scale (CAPS). Abteilung für Psychiatrie und Psychotherapie der Universität Freiburg.

Ogata SN, Silk KR, Goodrich S, Lohr NE, Westen D, Hill EM (1990). Childhood sexual and physical abuse in adult patients with borderline personality disorder. Am J Psychiatry; 147: 1008–13.

Oliver JE (1993). Intergenerational transmission of child abuse: rates, research, and clinical implications. Am J Psychiatry; 150: 1315–24.

Oppenheim H (1889). Die traumatischen Neurosen. Berlin: Hirschwald.

Orr SP, Kaloupek DG (1997). Psychophysiological assessment of posttraumatic stress disorder. In: Wilson JP, Keane TM (eds). Assessing Psychological Trauma and PTSD: A Handbook for Practitioners. New York: Guilford. 69–97.

Overkamp B (1999). Das DDIS-Interview. Dissertation, Psychologisches Institut Universität München.

Page H (1885). Injuries of the spine and spinal cord without apparent mechanical lesion. In: Stein MB, Walker JR, Hazen AL, Forde DR (1997). Full and partial posttraumatic stress disorder. Findings from a community survey. Am J Psychiatry; 154: 1114–9.

Paris J, Zweig-Frank H (1992). A critical review of the role of childhood sexual abuse in the etiology of borderline personality disorder. Can J Psychiatry; 37: 125–8.

Pearl B (1990). Group therapy techniques for sexually abused preteen girls. Child Welfare; 69: 239–52.

Peichl J (1997). Psychotherapeutische Techniken bei traumabedingten Störungen – eine Zwischenbilanz. PTT; 3: 103–12.

Peichl J, Schmitz U (2000). Stationäre Traumatherapie, Traumaexposition oder Traumalimitation? Psychotherapeut; 2: 82–9.

Pelcovitz D, Goldenberg B, Kaplan S, Weinblatt M, Mandel F, Meyers B, Viciguerra V (1996). Posttraumatic stress disorder in mothers of pediatric cancer survivors. Psychosomatics; 37: 116–26.

Pepys S (1980). Tagebuch aus dem London des 17. Jahrhunderts. Stuttgart: Reclam.

Perkonigg A, Kessler RC, Storz S, Wittchen HU (2000). Traumatic events and post-traumatic stress disorder in the community: prevalence, risk factors and co morbidity. Acta Psychiatr Scand; 101: 46–59.

Perry SW, Difede J, Musngi G, Frances AJ, Jacobsberg L (1992). Predictors of posttraumatic stress disorder after burn injury. Am J Psychiatry; 7: 931–5.

Petzold ER. Implicite Axiome in der Psychosomatik. Der simultandiagnostische Würfel. In: Huber W, Petzold ER, Sundermeier T (Hrsg). Implicite Axiome. München: Kaiser-Verlag 1990.

Pitman RK, Orr SP, Forgue DF, de Jong JB, Claiborn JM (1987). Psychophysiological assessment of posttraumatic stress disorder in Vietnam combat veterans. Arch Gen Psychiatry; 44: 970–5.

Pitman RK, Altman B, Greenwald E, Longpre RE, Macklin ML, Poire RE, Stecketee GS (1991). Psychiatric complications during flooding therapy for posttraumatic stress disorder. J Clin Psychiatry; 52: 17–20.

Pitman RK, Orr SP, Altman B, Longpre RE, Poire RE, Macklin ML, Michaels MJ, Steketee GS (1996). Emotional processing and outcome of imaginable flooding therapy in Vietnam veterans with chronic posttraumatic stress disorder. Compr Psychiatry; 37: 409–18.

Post RM, Weiss S (1997). Emergent properties of neural systems: how focal molecular neurobiological alterations can affect behavior. Dev Psychopathol; 4: 907–29.

Pribor EF, Yutzi SH, Dean T, Wetzel RD (1993). Briquet's syndrome, dissociation and abuse. Am J Psychiatry; 150: 1507–11.

Putnam FW (1989). Diagnosis and Treatment of Multiple Personality Disorder. New York: Guilford.

Ramsay R, Gorst-Unsworth C, Turner S (1993). Psychiatric morbidity in survivors of organized state violence including torture: a retrospective series. Br J Psychiatry; 162: 55–9.

Raphael R, Lundin T, Weisaeth L (1989). A research method for the study of psychological and psychiatric aspects of disaster. Acta Scand Suppl; 353: 1–75.

Rauch SL, Shin LMF, Whalen P, Pitman RK (1998). Neuroimaging and the Neuroanatomy of posttraumatic stress disorder. CNS Spectrums; 3: 31–41.

Reddemann L (1996). Ressourcenorientierte Behandlung von real traumatisierten Patientinnen und Patienten. Verhaltenstherapie und psychosoziale Praxis; 28: 415–9.

Reddemann L (1998). Psychotherapie auf der inneren Bühne. Persönlichkeitsstörungen; 2: 88–96.

Reddemann L, Sachsse U (1996). Imaginative Psychotherapie-Verfahren zur Behandlung in der Kindheit traumatisierter Patientinnen und Patienten. Psychotherapeut; 41: 169–74.

Reddemann L, Sachsse U (1997). Traumazentrierte Psychotherapie I. Persönlichkeitsstörungen; 3: 113–47.

Reddemann L, Sachsse U (2000). Traumazentrierte imaginative Therapie. In: Egle UT, Hoffmann SO, Joroschky P (Hrsg). Sexueller Mißbrauch, Mißhandlung, Vernachlässigung. 2. Aufl. Stuttgart, New York: Schattauer; 375–89.

Resick PA, Schnicke MK (1992). Cognitive processing therapy for sexual assault victims. J Consult Clin Psychol; 60: 748–56.

Resnick HS, Kilpatrick DG (1994). Crime-related PTSD: emphasis on adult general population samples. PTSD Res Q; 5: 1–10.

Resnick HS, Kilpatrick DG, Dansky BS, Saunders BE, Best CL (1993). Prevalence of civilian trauma and posttraumatic stress disorder in a representative national sample of women. J Consult Clin Psychol; 61: 984–91.

Rodriguez N, Ryan SW, Vande Kemp H, Foy DW (1997). Posttraumatic stress disorder in female survivors of childhood sexual abuse: a comparison study. J Consult Clin Psychol; 65: 53–9.

Ross CA, Heber S, Norton GR, Anderson D, Anderson G, Barchet, P (1989). The dissociative Disorders Interview Schedule: a structured interview. Dissociation; 2: 169–89.

Rothbaum BO, Foa EB (1992). Subtypes of posttraumatic stress disorder and duration of symptoms. In: Davidson JRT, Foa EB (eds). Posttraumatic Stress Disorder: DSM-IV and Beyond. Washington, DC, London: American Psychiatric Press.

Rothbaum BO, Foa EB (1995). Kognitiv-Behaviorale Behandlung der Posttraumatischen Belastungsstörung. In: Saigh PA (Hrsg). Posttraumatische Belastungsstörung. Diagnose und Behandlung psychischer Störungen bei Opfern von Gewalttaten und Katastrophen. Bern: Huber; 102–29.

Rubonis A, Bickman L (1991). Psychological impairment in the wake of disaster: the disaster-psychopathology relationship. Psychol Bull; 109: 384–99.

Rudolf G, Eich W (1999). Die Entwicklung wissenschaftlich begründeter Leitlinien. Psychotherapeut; 2: 124–6.

Russel D (1986). The Secret Trauma: Incest in the Lives of Girls and Women. New York: Basic Books.

Sachsse U (1995). Die Psychodynamik der Borderlinepersönlichkeitsstörung als Traumafolge. Ein Entwurf. Forum Psychoanal; 11: 50–61.

Sachsse U, Ventzlaff U, Dulz B (1997). 100 Jahre Traumaätiologie. PTT; 1: 4–14.

Sackett DL, Rosenberg WM, Gray JA, Haynes RB, Richardson WS (1996). Evidence based medizine: what it is and what it isn't. BMJ 1996; 312: 71–2.

Sanders B, McRoberts G, Tollefson C (1989). Childhood stress and dissociation in a college population. Dissociation; 2: 17–23.

Saxe GN, Chinman G, Berkowitz R, Hall K, Lieberg G, Schwartz J, van der Kolk B (1994). Somatization in patients with dissociative disorders. Am J Psychiatry; 151: 1329–35.

Schade B, Schüffel W, Schunk T (1998). A brief inventory to investigate stress reactions: The Posttraumatic Symptom Scale, 10-Items (PTSS-10) – the German version. Paper auf der Tagung der Europäischen Gesellschaft für Traumatische Stress Studien, Maastricht.

Scheidt CE, Hoffmann SO (1997). Konversionsstörungen. In: Egle UT, Hoffmann SO, Joraschky P (Hrsg). Sexueller Mißbrauch, Mißhandlung, Vernachlässigung. Stuttgart, New York: Schattauer; 183–94.

Schepker R (1997). Posttraumatische Belastungsstörungen im Kindesalter – Diagnose, Verlaufsprädiktoren und therapeutische Strategien. Bern: Huber.

Schlösser H, Höhfeld K (1998). Trauma und Konflikt. Gießen: Psychosozial-Verlag.

Schnurr PP (1996). Trauma, PTSD and physical health. PTSD Res Q; 7: 1–6.

Schnyder U, Morgeli H, Nigg C, Klaghofer R, Renner N, Trentz O, Buddeberg C (2000). Early psychological reactions to life-threatening injuries. Crit Care Med; 28: 86–92.

Schnyder U (ohne Datumsangabe). Clinician Administered PTSD-Scale (CAPS). Abteilung für Psychiatrie und Psychotherapie der Universität Zürich.

Schoffermann J, Anderson D, Hines R, Smith G, Keane G (1993). Childhood psychological trauma and chronic refractory low-back-pain. Clin J Pain; 9: 260–5.

Schützwohl M (1997). Diagnostik und Differentialdiagnostik. In: Maerker A (Hrsg): Therapie der posttraumatischen Belastungsstörungen. Berlin, Heidelberg, New York: Springer; 75–101.

Schützwohl M, Maercker A (1999). Effects of varying diagnostic criteria for posttraumatic stress disorder are endorsing the concept for partial PTSD. J Trauma Stress; 12: 155–65.

Schuyf J (1998). Anforderungen an das Gesundheitssystem: Hilfe für Gewaltopfer in den Niederlanden, insbesondere für die Opfer des Zweiten Weltkrieges. Vortrag auf der DRK-Tagung: Die Narben der Gewalt, vom Umgang mit den Folgen von Folter, Verfolgung, Gewalt und Katastrophe, Göttingen.

Schwarzer R (1987). Stress, Angst und Hilflosigkeit. Stuttgart: Kohlhammer.

Scott, MJ, Stradling SG (1994). Post-traumatic stress without the trauma. Br J Clin Psychol; 33: 71–4.

Shalev AY (1992). Posttraumatic stress disorder among injured survivors of a terrorist attack: Predictive value of early intrusion and avoidance symptoms. J Nerv Ment Dis; 180: 505–9.

Shalev AY (1997). Discussion: treatment of prolonged posttraumatic stress disorder – learning from experience. J Trauma Stress; 10: 415–23.

Shalev AY, Galai T, Eth S (1993a). Levels of trauma. A multidimensional approach to the treatment of PTSD. Psychiatry; 6: 166–77.

Shalev AY, Schreiber S, Galai T (1993b). Early psychiatric responses to traumatic injury. J Trauma Stress; 6: 441–50.

Shalev AY, Schreiber S, Galai T, Melmed RN (1993c). Post-traumatic stress disorder following medical events. Br J Clin Psychol; 32: 247–53.

Shalev AY, Bonne O, Eth SP (1996a). Treatment of posttraumatic stress disorder: A review. Psychosom Med; 58: 165–82.

Shalev AY, Peri T, Canetti L, Schreiber S (1996b). Predictors of PTSD in injured trauma survivors: a prospective study. Am J Psychiatry; 153: 219–25.

Shaner A, Eth S (1991). Post psychotic posttraumatic stress disorder. J Nerv Ment Dis; 179: 640.

Shapiro F (1989). Eye movement desensitization: a new treatment for post traumatic stress disorder. J Behav Ther Exp Psychiatry; 20: 211–17.

Shapiro F (1995). Eye movement desensitization and reprocessing. New York, London: Guilford.

Shaw K, McFarlane AC, Bookless C (1997). The phenomenology of traumatic reactions to psychotic illness. J Nerv Ment Dis; 185: 434–41.

Shepherd J, Stein K, Milne R (2000). Eye movement desensitization and reprocessing in the treatment of post-traumatic stress disorder: a review of an emerging therapy. Psychol Med; 30: 863–71.

Sherman JJ (1998). Effects of psychotherapeutic treatments for PTSD: a meta-analysis of controlled clinical trials. J Trauma Stress; 11: 413–35.

Shore JH, Vollmer WM, Tatum EL (1989). Community patterns of posttraumatic stress disorders. J Nerv Ment Dis; 177: 681–5.

Solomon SD, Canino GJ (1990). Appropriateness of DSM-III-R criteria for posttraumatic stress disorder. Compr Psychiatry; 31: 227–37.

Solomon SD, Green BL (1992). Mental health effects of natural and human made disasters. PTSD Res Q; 3: 1–14.

Solomon SD, Gerrity ET, Muff AM (1992). Efficacy of treatments for post-traumatic stress disorder. An empirical review. JAMA; 268: 633–38.

Solomon Z (1988). The effect of combat-related posttraumatic stress disorder on the family. Psychiatry; 51: 323–29.

Solomon Z (1993). Immediate and long-term effects of traumatic combat stress among Israeli veterans of the Lebanon War. In: Wilson J, Raphael B (eds). International Handbook of Traumatic Stress Syndromes. New York: Plenum Press: 321–32.

Solomon Z, Laor N, McFarlane AC (1996). Acute posttraumatic reactions in soldiers and civilians. In: Van der Kolk BA, McFarlane AC, Weisaeth L (eds). Traumatic Stress: The Effects of Overwhelming Experience on Mind, Body, and Society. New York, London: Guilford; 102–17.

Spiegel D (1986). Dissociative damage. Am J Clin Hypnosis; 29: 123–31.

Spiegel D (1988). Dissociation and hypnosis in post-traumatic stress disorders. J Trauma Stress; 1: 17–33.

Spiegel D, Cardena E (1990). New uses of hypnosis in the treatment of post-traumatic stress disorder. J Clin Psychiatry; 51: 39–43.

Spitzer RL, Williams JBW (1986). Structured Clinical Interview for DSM, PTSD Module. New York: State Psychiatric Institute.

Stamm BH (1997). Work-related secondary traumatic stress. PTSD Res Q; 8: 1–3.

Steele BF (1980). Psychodynamic factors in child abuse. In: Kempe C, Kempe R (eds). The Battered Child. Chicago: University of Chicago Press.

Steil R (1999). Psychologische Modelle zur Ätiologie und Aufrechterhaltung der posttraumatischen Belastungsstörung. Psychomed; 11/1: 10–20.

Steil R, Ehlers A (1996). Posttraumatische Belastungsstörung: Eine Übersicht. Verhaltensmodifikation und Verhaltensmedizin; 17: 169–212.

Stein MB, Walker JR, Hazen AL, Forde DR (1997). Full and partial post-traumatic stress disorder: findings from a community survey. Am J Psychiatry; 154: 1114–9.

Steinberg M (1993). The Structured Clinical Interview for DSM-IV Disorders. Washington, DC: American Psychiatric Press.

Steinberg M (1994). Structured Clinical Interview for DSM-IV Dissociative Disorders (SCID) Revised Edition. Washington, DC: American Psychiatric Press.

Strauss MA, Gelles RJ, Steinmetz SK (1980). Behind Closed Doors: Violence in American Families. New York: Anchor/Doubleday.

Teegen F, Domnick A, Herdeegen M (1997). Hochbelastende Erfahrungen im Berufsalltag von Polizei und Feuerwehr: Traumaexposition, Belastungsstörungen, Bewältigungsstrategien. Verhaltenstherapie und psychosoziale Praxis; 29: 583–99.

Terr LC (1987). Childhoood trauma and the creative product: a look at the early lives and later works of Poe, Wharton, Magritte, Hitchcock and Bergman. Psychoanal Study Child; 42: 545–72.

Terr LC (1989). Treating psychic trauma in children. J Trauma Stress; 2: 3–20.

Terr LC (1991). Childhood traumas: an outline and overview. Am J Psychiatry; 148: 10–20.

Tjemsland L, Soreide JA, Malt UF (1996). Traumatic distress symptoms in early breast cancer: I. Acute response to diagnosis. Psycho-Oncology; 5: 1–8.

Toole MJ, Waldham RJ (1993). Prevention of excess mortality in refugee and displaced populations in developing countries. JAMA; 263: 3296–302.

Tumani V (1998). Traumatherapie in der Hypnotherapie und dem Neurolinguistischen Programmieren (NLP). PTT; 2: 67–72.

Turner K, DeRosa R, Roth S, Batson R, Davidson JRT (1996). A multi-modal treatment for incest survivors: preliminary outcome data. Clin Psychol Psychother; 3: 208–19.

Ullman SE, Siegel JM (1996). Traumatic events and physical health in a community sample. J Trauma Stress; 9: 703–20.

Ursano RJ (1997). Disaster: stress, immunologic function, and health behavior. Psychosom Med; 59: 142–3.

Van der Kolk BA (1989). The compulsion to repeat the trauma. Re-enactment, re-victimization, and masochism. Psychiatr Clin N Am; 12: 389–411.

Van der Kolk BA (1993). DESNOS Interview. Boston: Human Resources Institute.

Van der Kolk BA (1996a). The body keeps the score. In: Van der Kolk BA, McFarlane A, Weisaeth L (eds). Traumatic Stress: The Effects of Overwhelming Experience on Mind, Body, and Society. New York, London: Guilford. 214–42.

Van der Kolk BA (1996b). The complexity of adaptation to trauma: self-regulation, stimulus discrimination, and characterological development. In: Van der Kolk BA, McFarlane AC, Weisaeth L (eds). Traumatic Stress: The Effects of Overwhelming Experience on Mind, Body, and Society. New York, London: Guilford; 182–213.

Van der Kolk BA (1997). Trauma Antecedents Questionnaire (TAQ). Boston: Human Resources Institute.

Van der Kolk BA, Fisler RE (1994). Childhood abuse and neglect and loss of self-regulation. Bull Menn Clin; 58: 145–68.

Van der Kolk BA, Fisler RE, Bloom SL (1996a). Dissociation and the fragmentary nature of traumatic memories: overview. Br J Psychother; 12: 352–66.

Van der Kolk BA, McFarlane AC, van der Hart O (1996b). A general approach to treatment of posttraumatic stress disorder. In: Van der Kolk BA, Mc Farlane AC, Weisaeth L (eds). Traumatic Stress: The Effects of Overwhelming Experience on Mind, Body, and Society. New York, London: Guilford; 417–40.

Van der Kolk BA, McFarlane AC, Weisaeth L (1996c). Traumatic Stress: The Effects of Overwhelming Experience on Mind, Body, and Society. New York, London: Guilford.

Van der Kolk BA, McFarlane AC, Van der Hart O, Rice-Smith E (1999). Treatment of posttraumatic stress disorder and other trauma-related disorders. In: Spiegel D (ed). Efficacy and cost-effectiveness of psychotherapy. Washington, DC: American Psychiatric Press; 63–83.

Van Etten ML, Taylor S (1998). Comparative efficacy of treatments for posttraumatic stress disorder: a meta-analysis. J Clin Psychol Psychother; 5: 126–44.

Vanderlinden J, Van Dyck R, Vandereyken W, Vertommen H (1991). Dissociative experiences in the general population in the Netherlands. A study with the Dissociative Questionnaire (DIS-Q). Dissociation; 4: 180–4.

Wagner D, Heinrichs M, Ehlert U (1998). Prevalence of symptoms of posttraumatic stress disorder in German professional firefighters. Am J Psychiatry; 155: 1727–32.

Walker J (1983). Comparison of „rap" groups with traditional group therapy in the treatment of Vietnam combat veterans. Group; 7: 48–57.

Watson CG (1990). Psychometric posttraumatic stress disorder measurement techniques: a review. Psychological assessment: J Consult Clin Psychol; 2: 460–69.

Watson CG, Juba MP, Mainford V, Kucala T, Anderson P (1991).The PTSD interview: rationale, description, reliability, and concurrent validity of a DSM-III-based technique. J Clin Psychol; 47: 179–88.

Weathers FW, Litz BT (1994). Psychometric properties of the Clinician Administered PTSD Scale, CAPS-1, PTSD Res Q; 5: 2–6.

Weiss DS, Marmar CR (1996). The Impact of Event Scale-Revised. In: Wilson JP, Keane TM (eds). Assessing Psychological Trauma and PTSD: A Handbook for Practitioners. New York: Guilford; 399–411.

Weiss DS, Marmar CR, Schlenger WE, Fairbank JA, Jordan BK, Hough RL, Kulka RA (1992). The prevalence of lifetime and partial post-traumatic stress disorder in Vietnam theater veterans. J Trauma Stress; 5: 365–76.

Welch SL, Fairburn CG (1994). Sexual abuse and bulimia nervosa. Am J Psychiatry; 15: 402–7.

Weltgesundheitsorganisation (WHO) (1993). Internationale Klassifikation psychischer Störungen (ICD-10). Kapitel V (F). Dilling H, Mombour W, Schmidt MH (Hrsg). Bern, Göttingen, Toronto: Huber.

Weltgesundheitsorganisation (WHO) (1995). Internationale statistische Klassifikation der Krankheiten und verwandter Gesundheitsprobleme. 10. Revision. München, Wien, Baltimore: Urban & Schwarzenberg.

Wenninger K (1997). Behandlung erwachsener Opfer sexuellen Kindesmißbrauchs. In: Maercker A (Hrsg). Therapie der Posttraumatischen Belastungsstörungen. Berlin, Heidelberg, New York: Springer; 229–50.

Westen D, Ludolph P, Misle B, Ruffins S, Block J (1990). Physical and sexual abuse in adolescent girls with borderline personality disorder. Am J Orthopsychiatry; 60: 55–66.

Widom CS (1987). The cycle of violence. Science; 244: 160–5.

Willenberg H (1997). Eßstörungen. In: Egle UT, Hoffmann SO, Joraschky P (Hrsg). Sexueller Mißbrauch, Mißhandlung, Vernachlässigung. Stuttgart, New York: Schattauer; 271–83.

Wilson JP, Raphael B (eds). (1993). International Handbook of Traumatic Stress Syndromes. New York, London: Plenum Press.

Winter H, Wenninger K, Ehlers A (1992). Deutsche Übersetzung der PTSD Symptom Scale Self-Report (PSS). Psychologisches Institut der Universität Göttingen.

Wittchen HU, Schramm E, Zaudig M, Spengler P, Rummler R, Mombour W (1990). Strukturiertes klinisches Interview für DSM-III-R. Weinheim: Belz.

Wittchen HU, Lachner G, Perkonnig A, Schuster P, Beloch E, Holly A (1996). Münchner Composite International Diagnostic Interview (M-CIDI). Frankfurt/M.: Sweets u. Zeitlinger.

Wittchen HU, Zaudek M, Fydrich T (1997). SKID-DSM-IV. Strukturiertes klinisches Interview. Göttingen, Bern, Toronto: Hogrefe.

Wöller, W (1998). Die Bindung des Missbrauchsopfers an den Missbraucher. Psychotherapeut; 43: 117–20.

Wöller W, Kruse J (1998). Die Reviktimisierungstendenz bei Opfern körperlichen und sexuellen Mißbrauchs – Konvergenz von Trauma-Theorie, Bindungstheorie und Objektbeziehungspsychologie. In: Schlösser AM, Höhfeld K (Hrsg). Trauma und Konflikt. Gießen: Psychosozial-Verlag; 151–63.

Wolfe J, Proctor SP (1996). The Persian Gulf war: new findings on traumatic exposure and stress. PTSD Res Q; 7: 1–7.

Wolpe J, Abrahms J (1991). Posttraumatic Stress Disorder overcome by Eye Movement Desensitization. A case report. J Behav Ther Exp Psychiatry; 22: 39–43.

World Health Organisation (WHO) (1990). Composite International Diagnostic Interview. Weinheim: Belz.

World Health Organisation (WHO) (1991). International Classification of Diseases (10th revision). Geneva: WHO.

World Health Organisation (WHO) (1992). International Classification of Diseases (10th revision). Geneva: WHO.

Wyllie E, Glazer JP, Benbadis S, Kotagal P, Wolgamuth B (1999). Psychiatric features of children and adolescents with pseudoseizures. Arch Pediatr Adolesc Med; 153: 244–8.

Yehuda R (1998). Recent developments in the neuroendocrinology of post-traumatic stress disorder. CNS Spectrums; 3: 23–9.

Yehuda R, Giller EL (1994). Comments on the lack of integration between the Holocaust and PTSD literatures. PTSD Res Q; 5: 8–12.

Yehuda R, McFarlane AC (1995). The conflict between current knowledge about PTSD and its original conceptual basis. Am J Psychiatry; 152: 1705–13.

Yehuda R, McFarlane AC (eds) (1997). Psychobiology of Posttraumatic Stress Disorder. Ann N Y Acad Sci; Vol. 821.

Zaidi LJ, Foy DW (1994). Childhood abuse experiences and combat-related PTSD. J Trauma Stress; 7: 33–42.

Zanarini MC, Gunderson JG, Marino FM, Schwartz EO, Frankenburg FR (1989). Childhood experience of borderline patients. Compr Psychiatry; 30: 18–25.

Zlotnick C, Zakriski AL, Shea MT, Costello E, Begin A, Pearstein T, Simpson E (1996). The long-term sequel of sexual abuse: support for a complex posttraumatic stress disorder. J Trauma Stress; 9: 195–205.

Zlotnick C, Shea M, Rosen K, Simpson E, Mulrenin K, Beginn A, Pearlstein T (1997). An effect-management group for women with post traumatic stress disorder and histories of childhood sexual abuse. J Trauma Stress; 10: 425–36.

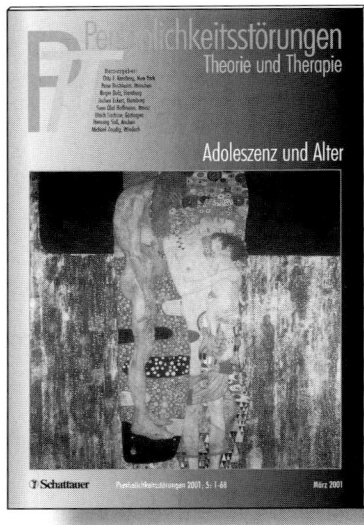
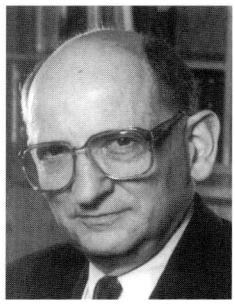